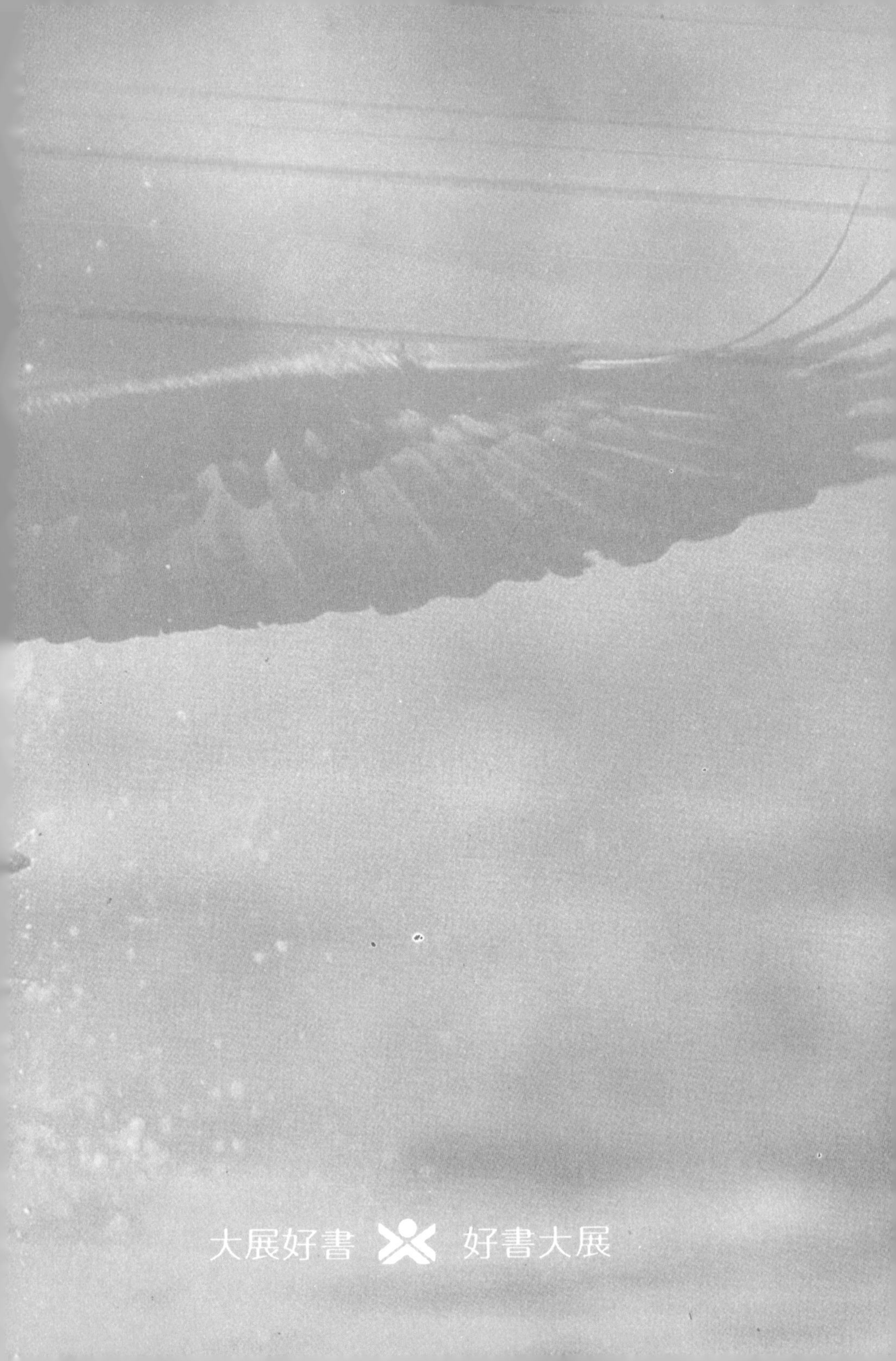
大展好書 好書大展

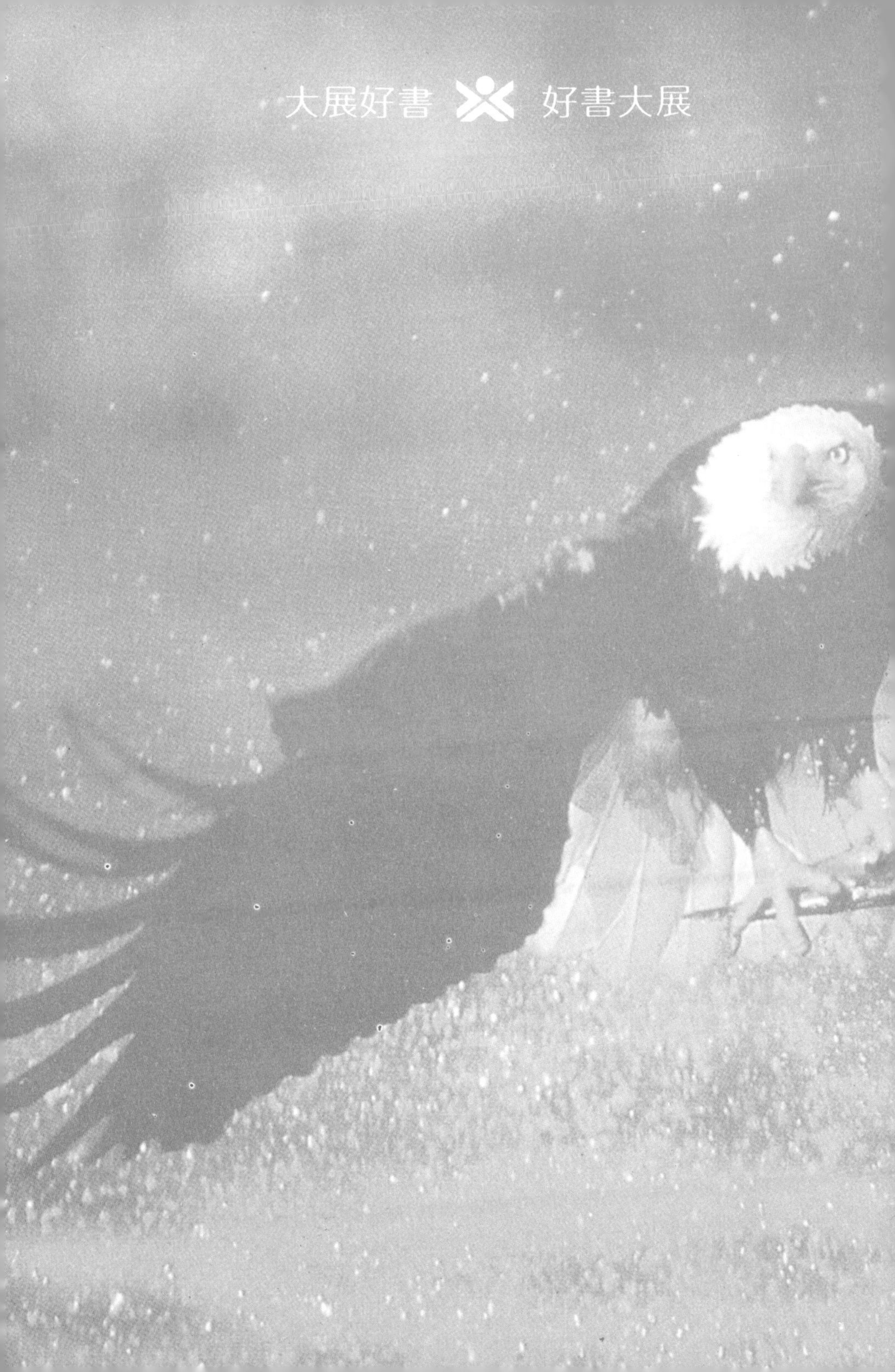
大展好書 好書大展

家庭醫學保健

55

中西醫結合醫療

谷美智士／著
陳蒼杰／譯

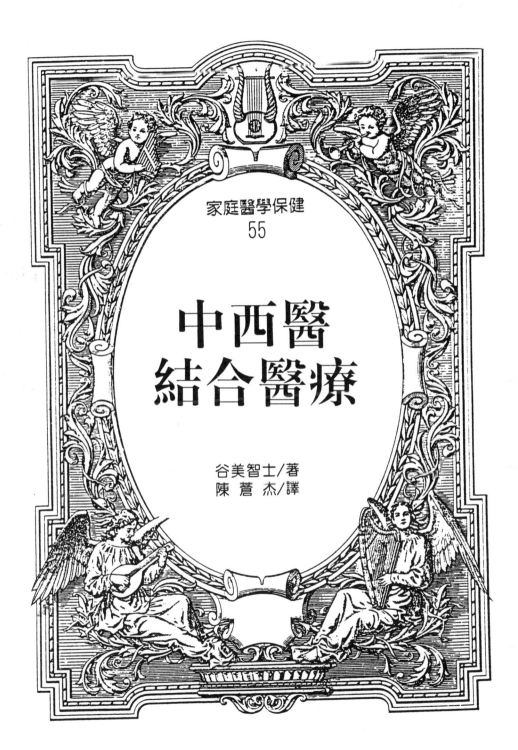

序　言

在現今社會中，增加了許多的疑難雜症、腰痛等可以說最具代表性。

抬重物時，突然一陣疼痛襲來，有時痛得當場蹲下不能動彈。這就是最典型的閃腰症狀。但是最近並非是特別抬重物，例如開電視時稍微扭動一下身體，或洗臉時伸手拿毛巾等，突然感到一陣「好痛哦！」像這樣不可思議的閃腰模式不可勝數。

過著平凡的家居生活，並非有什麼特別的行動，但某天突然遭疼痛襲擊，而身體產生異變，像這種情形在前些時代很少發生。

至於有關腰痛的情形，其動機不明確，原因不易查究之例也愈來愈多。可是由於這種疼痛是漸進式的疼痛，所以疾病一開始時並不在意。可是隨著疼痛的增加，因為無法忍受，才到醫院就診的人絡繹不絕。

在X光片上看不到就不是疾病嗎？

一般的腰痛到醫院接受檢查，首先必須拍X光片子。但是問題在於每一個患者發生腰痛的原因，並不一定能呈現在X光片子上。在X光片上會發現骨頭移位，或赫尼亞症的人極為少見。

找不出腰痛原因時，西洋醫學，亦即近代醫學可能會束手無策。因為醫生們，在不了解原因之下，除了做牽引療法和濕布療法外，並無其他對策。

可是雖然醫生診斷說「既然X光找不出異常，應該不嚴重」，可是患者本人，因無法忍受疼痛而哭了出來。於是在很難過的情形下一直忍耐著。持續過久而成為一種慢性病。

但是仔細一想，會發覺「調查不出原因，就不是疾病」的說法，實在太奇怪。

對這種可說已成為「西洋醫學的疑難雜症」的患者，可以發揮很大威力的，可能只有被稱為「扎針」「灸」「整體」的傳統東方醫學療法了。

假如疼痛已成為慢性化時，「穴道」的刺激，可以馬上感覺輕鬆許多，或者更甚者感覺疼痛已完全消失了。過去連走路都很困難的人，整體療法是，對於乍看之下與腰部無關連的部位加以指壓，或者扭動一下，馬上就能和以前一樣行走自如了。或者在喝了中藥後不久，令人無法忍受的腰痛，竟在不知不覺中消失無蹤。

「縱割行政型」的西洋醫學和調理全身狀態的東方醫學

到底這是怎麼一回事呢？簡言之，東方醫學是不管發生障礙的部位如何，均將人的身體看成整體來加以診斷。並且配合每個人身體的個別差異來治療。

例如腰痛，除赫尼亞是骨頭異常之外，因內臟疾病造成的原因也不少。有時候是肌肉疲勞為原因，所謂的肌肉疲勞，有時候是精神上的壓抑所造成。由於如此，腰痛也可以說是屬於一種心理病。

可是像這樣的想法，站在近代醫學的立場來說，是很陌生也很難理解的。因為西方醫學、近代醫學是身體障礙或疾病不同，其負責之領域也清楚的被劃分。例如外科與內科。同樣是外科，但眼、耳、腦、腹部等又加以分類。內科方面是心臟、胃腸的消化器官以及其他等，也又個別區分，這是普通一般的常識。

腰部疼痛當然是找外科，是由整形外科的主治。至於內臟問題、心理的問題，就不能成為其診療對象了。本來就無關連的要加以連貫起來思考的概念，好比是日本的公家機構——中央政府之大藏省、通產省、文部省等縱割型行政組織，以及細分化的職務分擔一般。

然而東方醫學，是由一個醫生，包括外科性的、內科性的，同時加以診察。例如把脈，其方式就和西洋醫學的把脈完全不同。但是緣於如此，內臟的疲勞、脊椎的哪一部位有障礙，均能某程度的診斷出來。可以說以這種方式來診斷身體的全部狀況。

為何只依靠把脈就能了解呢？因為東方醫學方面，知道乍看之下無關連的各個身體器官，其實全體上是互相連動的。人體有稱為「穴道」之重點，都被所謂的「經絡」通路的連接起來。

依據古代中國長久以來的經驗，已經了解得很清楚，所以才在頸部，或腳底扎針或施灸，使腰痛戲劇性的消失。

無法對應的高齡化社會以及現代病之狀況……

如果依照前述，也許有人會認為現代的西洋醫學，略遜於東方醫學，其實事實不然。

因為根據西洋醫學、現代醫學能更正確的加以診斷，並有效的加以治療的例子不少。例如腰痛，伴隨著赫尼亞或骨折的情況裡，只要照X光就能發現原因，進行牽引治療或進行必要的手術。或使用局部麻醉，遮斷神經等緩和疼痛之治療法。

一般而言，為了尋找身體異常部位，西洋醫學比較有效，可以說略勝一籌。最近X光、超音波診斷裝置、CT掃描等，連小的腫瘤都能檢查出來。可是東方醫學，雖然可以了解胃和肝臟的疲勞，但卻不能以眼睛看得到的具體形態做出診斷。

另外，將異常部位的腫瘤切除，或做腸阻塞的切除手術，可以說都是西洋醫學擅長之領域。因為如此，西洋醫學、現代醫學的機動力，過去解救了人類無數寶貴的生命，也延長了人類的壽命。緣此，西洋醫學、現代醫學才被定位於醫學上之主流。

可是今日所產生之狀況，西洋醫學的基準已無法對應。

例如，迎接高齡化社會和老人醫療的問題。老年人訴求身體狀況不適，是否都應將之一切視為疾病？或者說不定只是因隨著老化，身體結構的自然過程而已。在這種場合，依據一般的醫院醫療，會提供易被視為主食的大量藥物。可是其中幾個種類，都會帶來一些副作用。

除此之外，大氣污染和環境的問題，或壓抑的社會，間或造成人類體質之變化或心理產生問題，而微妙的糾纏在一起的疾病也越來越增加。

為了對應這種局面，西洋醫學、近代醫學，目前被迫打一場痛苦的戰爭。前述的腰痛也是一種，肩膀酸痛、神經痛等。氣喘、異位性皮膚炎、花粉症等過敏性疾病、高血壓等的循環器官疾病亦相同。

中國醫學和西洋醫學攜手之「中西醫結合」

由此點看來，自然而然會產生將東方醫學和西洋醫學兩方之長處，加以結合的構想來。

醫學的神秘世界，仍然殘存著許多未知的領域。不管是東方醫學或西洋醫學情況均相同。緣此，會想利用東西方之醫學來形成互補作用。

這是我長久以來所提倡的，實踐臨場診療的「中西醫結合」之構想。所謂的「中」是成為東方醫學主流的中國醫學，至於「西」當然是指西洋醫學。

一般的醫學現場，很少有兩者攜手合作的臨場診療，這是因為彼此互不相識，造成地盤意識為主因。可是現代人的疾病，沒有「中西醫結合」很難於治療，也難於克服，是毋庸置疑的事實。

本書中主攻西洋醫學（近代醫學）的我，為何被東方醫學所吸引呢？在此我要說明其過程，並且將如何把兩者加以結合，應用於每天診療工作之經驗，向讀者做具體的說明。

目録

第四章 「中西醫結合的時代」
——兩種醫學之結合——解救現代人

第二部——實踐事例研究

以「中西醫結合」治療，以「五行」做自我診斷

第五章 以中西醫結合治療現代病

第一部——三十種基礎知識

何謂東方醫學？何謂「中國醫學」？

第一章　西洋醫學和東方醫學

——我爲何選擇兩條路

【1】立願當醫師之契機

背負家母的期待，走向醫學之路

爲了談我從醫之歷程，不能不說起我的母親。

家母的名字叫「加代」，是個相當堅強的女性。我在岡山出生，然而在宮崎縣的日南市長大。我尚幼小時，父母即離異。家母帶著年幼的我，回到她的故鄉日南市的偏僻漁鄉油津。在一家養老院擔任看護的工作。

雖然當時我年紀尚幼，但母親拼命工作的樣子，仍然鮮明的在我記憶之中。家母常掛在嘴邊的一句話是「你將來一定要當醫生」，可以說時常對我耳提面命，令人終身難忘。

她說這句話的心態，可能含有「你要做給你父親看」的意味，這是我長大之後才發現的。因爲我從來就沒有問過母親理由，但我知道父親在岡山開業當醫生。

大學聯考時，受到母親強烈心願的影響，自然而然認爲「除了當醫生外，無其他路可走」。

一九五七年考上長崎大學醫學部，入學時母親要我遵守諾言——「除了春夏長假之外，不要打工」，在和母親的約定中和母親努力工作賺錢之下，大學六年期間，可以專心一意、心無旁騖的努力讀書。

後來我才知道當時母親幾乎天天都告訴鄰人：「等我兒子畢業後我要去旅行」或「等我兒子畢業後，我要在院子裡種很多的玫瑰花」。她說的這些話都不是我親耳聽到，但是他期待我早日當醫生的心願那麼強烈，使我倍感壓力，於是和一般年輕人一樣，叛逆性越來越強烈，也賭氣式的不常和母親聯絡。甚至母親從宮崎捎信到長崎表示「想到大學裡參觀」，我也不表贊同。

後來我才知道，當時母親朗誦了一句短詩「叛逆期——吾子與我斷絕信函」以表不滿。如今想來十分後悔，一直期待獨子成長，而犧牲了自己許多樂趣的母親，我的剛愎自用，一定深深傷害了她。

在這種僵持的狀態下，大學也快畢業了。這時候對於母親來參加畢業典禮的要求，已無法拒絕。

一九六三年三月，久未謀面的母親，在畢業典禮上表現得十分興奮。但是可能是太緊張之故，臉色顯得蒼白無比，使我不禁有些擔心。但是很高興來參加兒子畢業典禮的母親，一直笑容滿面，使我也疏於察覺。

典禮結束之後，移席謝師宴，這時母親訴求腹痛。而且有激烈的下痢，看母親痛苦的樣子，病情一定不輕。我雖然剛畢業，但我主攻內科，不久就要執醫筒了，所以可以判斷症狀相當嚴重。於是馬上將母親送回宮崎的家中去。在我當實習醫生的宮崎縣立醫院接受檢查。

診斷的結果是胃癌。

【2】在學習西洋醫學當中，何時曾對東方醫學關心呢？

因母病而認識了東方醫學

是年六月，母親接受胃癌手術。執刀的醫師，手術後未發一言。我立即了解他無言之意思，已經來不及治療了。因爲當時，癌症是被視爲不治絕症的時代。

母親痛苦的情形非常激烈，和母親相依爲命的我，由衷感到，無論用什麼手段，都要解救母親的痛苦。

只要學會資訊發表新的抗癌藥物，我就趕快設法去買，醫生判斷需要再次手術，我也拼命的說服母親。可是無論用什麼方法，母親的痛苦是有增無減。

母親當時的心境是「只要虔信菩薩就會成神」，四處央人去尋找治病的祕方。如溺水者攀草求援般地無助，令人看了於心不忍。於是請人來誦經祈福也無所謂，只要是母親的要求，我都讓她如願以償。

其中一種方法叫做溫熱療法。是以溫熱來刺激穴道。和溫灸的理學療法相似。溫泉浴和溫濕布等方法，也是民間療法的偏方，是自古以來民間所傳襲的方法，可以說都是溫熱療法之一種。

採用這種溫熱療法後，母親是夜睡得很安穩，她顯得非常高興。

其發揮效果的原因我並不清楚。聽說和針與灸原理相同。對我來說，針灸我是門外漢，是和我在大學裡學習到的醫學常識，完全不同的醫療世界。

我詢問老師和學長，他們泰半回答「豈有此理」怎麼有這種事。可是事實上母親說「好多了」，我想其中必有道理。

這就是研習西洋醫學的我，和東方醫學邂逅的契機。其後我的關心，急速轉向以溫熱療法和針灸爲代表的東方醫學。

結束了實習醫生的身分，我又考上了研究所，一方面擔任醫生的工作，一方面涉獵有關東方醫學和針灸的文獻。只要聽到針灸學會和研究會，有開辦講習會時，我就遠赴九州、京都、大阪地區去參加。進入會場後，提出各種的問題加以詢問。在這當中結交了許多的朋友，對於東方醫學世界也越來越有親切感。

於是我去買針回來。以自己做爲實驗對象，插入穴道看看有什麼反應。

坦白說，剛開始要在自己的身上扎針，心裡有些害怕。其實我本身現在對於注射針仍然有些畏懼。

可是注射的針和針灸的針，有相當差距。例如，所謂的注射針，是將藥液注入針管內，針頭如斜切的竹筒一般，呈斷面層狀態。要插入身體時，好像要將皮膚切開般的刺痛。可是用針灸的針扎針時，因爲針端是圓形的，而且越前端越細小，扎針時，彷彿是剝開表面細胞般的進入身體，因此不會像切開皮膚那般的疼痛，也不會流血。對於習慣注射針，剛出道的我而言，好比注射針般細，直徑〇・二厘米，長一寸六分（約六・八公分）被稱爲寸六的和針，要插入身體是輕而易舉之事。

我小心翼翼的做了實驗，產生了完全無危險的自信後，也對母親嘗試，結果媽媽說「好舒服」。

【3】實際使用針灸之場所

第一次在離島做針灸治療，深獲好評

在這當中，要赴外實習的時期來臨了。一般研究所的學生，除了在教室學習之外，還須在大學醫院工作，是無薪水的。但另一方面，如在規定期間內，被派到離島，或離村較遠的醫院，就屬於有薪水的了。因此在有薪水之下，一面工作，一面還可以累積實習經驗。

於是我決定遠赴離島就任。那是一所縣立醫院，也有院長制度，但只是名義上而已。事實上是，像我這樣的醫生二、三人，負責一般的診療工作。

在離島的診療，很少遇到特別的症例。亦即，淸楚的被定爲有「疾病」名稱之病患很少。多半是神經痛、腰痛、肩膀酸痛等的慢性病。或者由於老化所造成的症狀，並沒有眞正有「疾病」的患者。

在這種場合，按照學校所學習到的醫學知識，進行注射，或依據局部麻醉遮斷神經，或投予消炎劑等即可。但只是暫時止痛而已，完全沒有治癒的效果。因此，我的心情越來越煩躁，於是想使用針灸的念頭也越來越強烈。

其實，我在大學時就有實踐針灸的願望。但是大學醫院是所謂西洋醫學的城堡，絕不允許採取其他的醫療方法。

由這點看來，離島上就屬於不會有人阻礙的地區了。因此我對於訴求疼痛，但施以注射或投與藥物都無法使症狀消失的患者，實行針灸治療，並且獲得好評。

可是不久之後就必須離開離島了。因爲大學醫院派遣的實習醫生，有三個月就必須輪調的制度。

當然，在任內所做的醫療行爲，後任的醫生一定會有耳聞。於是我交代患者，必須守口如瓶。但是對於島民而言，西洋醫學和針灸的範圍，他們並不能了解。最重要的是方法有沒有效。所以島民會對後任醫生說：「前任醫生的方法比較有效，請再用那種方法治療」。於是他們就展開調查。

到底前任醫生用何種療法呢？於是一層一層的調查到大學的醫務局來。

我回到大學醫院後，偶而也會對患者施以扎針療法。由於患者們均認爲「扎針有效」，於是口耳相傳，有時並不是我的患者，晚上也會到特別的房間來接受針療法。至於灸法，因爲有特殊的氣味，則比較難以實行……。

我有心理準備遲早必會遭到責難。同事均冷眼旁觀，在這當中，教室和醫務局，也呈現一種僵化的氣氛。

「眞正痊癒了！」熱心支持我的患者之聲音此起彼落，但在醫院同事間，卻不能成爲強力的支援，於是令我萌生退意。

【4】研究東方醫學之契機

東方醫學讓癌症末期的母親減輕痛苦

一旦將關心轉移至東方醫學，以我的個性來說，我會想更深入的探索東方醫學。

以西洋醫學稱爲血管和神經，沒有清楚說明「穴道」「經絡」的概念之下加以治療，擁有實際上產生「效果」的具體事實存在。因此，想要去探究事實的慾望和心情強烈得無法壓抑。不僅在醫學世界如此，想探究不可思議的現象而加以解明的心情，才是一般科學家的研究態度，這也是我的信心所在。

不管如何，當初我對東方醫學不可思議的事實無法視若無睹，而卻只能聽講西洋醫學在臨床現場之診療。因此在無法忍受心中的矛盾之下，所以決定休學。當時又聽到京都大學的生理學教室，正在進行動物之鍼灸實驗，於是更認眞去思考，想轉移目標去研究，因爲我認爲一切事情都須經過實驗來證明。

可是我的這種構想，卻必須暫時放棄。因爲癌症陷入末期的母親說：「你必須要得到博士學位……。」母命實在難違。

我覺得順從母命才是最孝順的行爲，一直躲避母親，堅持己見的我，看到病危的母親，也不得不改變初衷。

爲了孝順母親，當時大學研究生三年的我決定結婚。一九六五年舉行婚禮，因爲母親病重無法出席，於是央請友人以V8將婚禮的過程拍攝成錄影帶，在母親的病床前放映給母親觀賞。由於我是醫學院的學生，但以和醫學無關的方法，使母親得到舒通，其實我深以爲憾。

二個禮拜後母親過世，二年來和病魔搏鬥的生活劃上了句號。

此時，我相信母親「以其病體留下了支配我決定今後人生的契機」。

母親癌症末期的痛苦能夠緩和下來，確實受了東方醫學的幫助。爲什麼我沒有更認眞的學習東方醫學，來親自醫治母親的病呢？

母親病逝後，在成爲哀子之心境下，反而產生了什麼都不怕的心情。當時我心裡想，今後我要徹底的去探究東方醫學。

雖然我越來越關心，但我認爲對於東方醫學的知識，我仍不明底蘊。的確母親說「很舒服」這句話，彷彿證實了「穴道」與「經絡」的存在，可是那到底又是什麼呢？我仍然一無所知。

針與灸都是以穴道爲主，來做整體的治療。但穴道的眞相如何？另外聽說「經脈」和「絡脈」，是連接身體的臟腑和身體的表面，氣和血的通路。可是對於專攻循環器官內科的我來說，並不是像淋巴腺等眼睛看得出來，所以不易捉摸，也無法做說明。

爲了累積針灸的知識，以其研究做爲樂趣，對於東方醫學療法，我始終興緻勃勃。

【5】為何沒有放棄西洋醫學？

來來回回，找不到自己的出路

對於習慣西洋醫學，從一開始進行檢查、診察、迅速定好病名，馬上加以治療，而克服疾病，對應疾病的患者而言，東方醫學的診療方式，顯得緩慢又過於悠哉。

例如「氣喘」的疾病，要使用何種藥物，以西洋醫學的立場，是人們擁有的常識。可是事實上，投予特效藥也難以痊癒。但是在針灸研究會場裡，有人發表其並無服藥，但「治癒了」的體驗。

到底是用何種治療方法呢？我們到發表者的宿舍去討教，是以哪處穴道扎針。回到大學後，實際上對患者嘗試施行，可是均不見效果。

後來方知，針灸師所治療的氣喘，和我治療的氣喘性質不同。表示同樣是氣喘，但因患者不同，其治療方式也需改變。換句話說，針灸師並不是治療氣喘，而是治療病患。可是在西洋醫學的立場，決定氣喘這個病名之後，就以爲找到對象而加以對應。這點有決定性的差距。

至於同樣的穴道，要治療A的氣喘所使用的穴道，和治療B的氣喘所使用穴道也各不相同。可說十人十樣、千種百態。這種道理，說眞的我還無法了解。

於是心中產生許多的疑問，但另一方面，對於東方醫學的關心，卻越來越強烈的我，深諳大學藥局已非我久留之地。但是當時由於猶疑不決，對於自己的出路產生迷惑，而經常起無名之火。

對於研習多年的西洋醫學，輕言放棄是非常可惜的。雖然認識東方醫學後，發現了西洋醫學的界限，但我也不能武斷的說西洋醫學是錯誤的。雖然我對西洋醫學的經驗尙淺，但有些醫療場合裡，其醫療也確實有效。從藥劑處方中得到效果的例子很多，有時進行外科手術處置，也是不可或缺的醫療。

問題是，依靠傳統的醫療，無法治療的患者也不少。亦即，現代醫學還未達到能解決患者痛苦的程度。我覺得要對應患者的訴求，是東方醫學伸出援手的時機了。既然有些場合，西洋醫學的確有幫助，可是另一方面，東方醫學也確實有效，這種矛盾應如何解釋呢？

像這般，包括自己的出路問題，心生迷惑的時期，得知有個旅行團要組成「印度醫學視察」，於是我報名參加，同時希望能調劑身心。

預定一個月視察印度古典醫學（所謂阿優斐達）之旅，對於要去探索東方醫學之根，我感到興奮異常。

當然，以針灸關係者爲中心，和置身於西洋醫學世界中，但對針灸有興趣的大學教授三人，和我共計十幾個人，開始了印度醫學之旅。

旅費是由原本計畫買車所儲蓄的錢。因爲剛好Vn的金屬頂蓋的新車發表，而打算去購買，心想開車兜風也利於調劑身心，但是猶豫一下後，最後還是決定充當旅費。

【6】印度的收穫？
從事針灸的人充滿活力

聽說到印度絕不能喝生水。但不管多麼細心，禁止喝生水，注意食物和餐具，卻因食物和餐具是用普通生水洗滌，因此也無法避免細菌入口。

到達印度第三天，不出所料開始下痢。大學教授們也同樣因下痢而苦。當然對於這種狀況早有預料，所以服用了預先準備的抗生物質和胃腸藥。果然第二天就舒服多了。可是三、四天後又開始下痢，這種狀況周而復始。

然而在這當中，那些針灸師卻仍然保持充沛的活力。雖然他們也是初次來到當地，卻和身體有恙的我們不同，仍然充滿活力的喝酒。聽他們說「雖然也有些下痢現象，但是扎針後就沒問題了」。

聽說他們扎針的「穴道」，是手的合谷、曲池和足三里。以西洋醫學的觀點來看，是和胃腸下痢完全無關的部位。可是看他們充滿活力，因此依此道理，只能解釋爲「依靠扎針提高免疫力」，而無其他說法了，而我們只有面面相覷。

但是抗生物質快用完了，我本身和大學敎授們，在半信半疑之下，並且對於下痢也已無法忍受，於是請他們幫我們扎針，眼看身體慢慢恢復了體力。

爲何針灸這麼有效呢？我問同寢室的針灸師，他只回答一句話：「這要請你們來說明」。他這句話，可能是依據有千年歷史所證實出來的自信，也可能是「只擁有百年歷史的西洋醫學怎能了解」的雙關語或玩笑話罷了。但是我卻將他所說的話，認眞的加以思考。

說這句話的人，名字是花田傳，是針灸學校的校長，也可以說是針灸界泰斗。

話說回來，我們從加爾各答爲起點的印度之旅，到最終目的地的尼泊爾，發生了一件小插曲。我們一行到達機場時，一輛軍用吉普車開了過來。在十分訝異中，翻譯官說：「既然你們是日本的醫師旅行團，那麼請你們來幫幫忙。」原來有一位日本旅客生病，雖然採取各種治療，但仍無法治癒，於是請我們協助。

我是當中最年輕的，於是被派遣「你去吧！」但我們帶去的藥品幾乎已用罄，同時我自己去，可能也幫不上忙，但情況又不允許我不去。這時我想到針灸師，於是邀他同行。

到了旅館，才發現患者因激烈下痢，喪失食慾而全身虛脫，站也站不起來，精神萎靡，看起來很痛苦，我首先用一般的診察，然後給予他剩下的整腸劑，但是我發現光吃藥是不會好的，於是把患者交給針灸師。

回來三天後，正在吃早餐時，吉普車又來了，我原以爲麻煩又來了。但事實不然，是那位患者親自來說：「我已完全恢復，不久之後就可自行回國，所以專程來表達謝意！」說眞的，我並沒有幫什麼忙，一切都是針灸師的功勞，因爲他的治療，才產生如此神速的效果。

這次旅行的體驗，給予我相當大的衝擊。產生要將一生奉獻在結合東方醫學與西洋醫學的願望，也越來越強烈。

【7】針麻醉法比較快嗎？

間中醫院嘗試針麻醉手術非常成功

我在研究所畢業，並得到博士學位，在結束一年的義務工作之後，就離開了大學醫院。第二年亦即一九六九年，服務於神奈川縣小田原市的間中醫院，那年我時値三十二歲。

其實當年參加印度醫學視察旅行團時，行前說明會就設在間中醫院。院長因本身太忙並沒有參加旅行。可是我和一起共赴印度旅行的東邦大學幡井勉教授，商量自我出路的結果，他推薦我到間中醫院服務。

間中嘉雄先生的手術技術，被譽為爐火純青之外科醫生。同時對於針灸技術也表示強烈的關心，之後我才告訴他「做個普通的醫生，沒有人會去注意，我因為想進行與衆不同的療法，才去學習針灸療法，結果產生興趣，才一路熱衷下去」。他是位特殊的醫師，喜好繪畫和書法，又沉迷於寫詩，如諺語所說的「精一藝而觸類旁通」，確實是個擁有多方面才華的人。

服務間中醫院第二個月（六月），有一天當值夜醫生，有一位十歲的少年被救護車送來，診斷結果是盲腸炎（急性蟲垂炎）。

當時我想嘗試另一種方法，亦即針麻醉法。

這個構想是我在長崎所萌芽的構想。例如扁桃腺炎，無法吞食之疼痛狀態，或因為閃腰幾乎不能走路般的疼痛，使用針治療法，有緩和疼痛的效果。我想既然有「鎮痛效果」，那麼，相反的是否也可使用於以預防為目的的消除疼痛手術，亦即能產生「除痛效果」。

由於如此，到間中醫院工作不久，即小心翼翼的提出這個構想。間中先生回答

「有趣，相當有趣，可以嘗試看看？」由於先生並沒有反對，於是我開始著手實行。先得到入院患者的同意，在可能會日以繼夜持續疼痛之前，以針治療，結果效果顯見。

既然有除痛效果，在其延長線上來看，我想應該也有麻醉的效果。婦女分娩時，據說在臀部施以皮內針，可使孕婦輕鬆生產。同時也有婦產科醫生已經活用這種方法了。既然如此，以這種原理，應該也可以用在其他方法上。

少年被送到醫院時，正是我反覆實驗除痛效果之時期，是夜，我對少年的父親做了很詳盡的說明，獲得家長的同意。於是眞正開始實行針麻醉法。

扎針到第六支針時，少年說：「完全沒有感覺疼痛了」。

我非常高興，馬上向間中先生報告「麻醉生效了」。間中先生立即下定決心說：「好，今晚馬上進行手術。」一般患者在深夜送來，首先做止痛處置，然後才會決定「明早再手術」，我也有這種心理準備。但間中先生卻說馬上進行手術。幸好最後盲腸手術也平安無事成功結束。

不僅手術成功而已，一般盲腸炎，拆線最快也要五天至一個星期，但主治醫生在少年手術三天後，因到其鄰床巡查病患，無意中訪查這位少年，發現已能拆線而進行拆線工作，這意味著患者恢復快速。

其情形請容後再述。但一般來說，使用麻醉藥的情況，藥物既然會有除痛效果，但也會使恢復神經麻痺，而使恢復時間拖延下去。

經過不久，另一位接受盲腸炎手術的中年男子，其例更令人訝異。普通進行腰椎麻醉，腳會麻痺，當然手術後必須使用擔架來搬運患者。可是使用針麻醉的這位男性，在手術後，竟然說「可以起來了嗎？」而自行從手術台上下來，拿著掛在架上的點滴，自己走回病房。令在場的醫生和護士瞠目結舌、愕然不已。但也不禁啞然失笑道這樣大家輕鬆多了。

【8】日本醫學界，針灸難以得到認同

針麻醉法在美國引起矚目

針麻醉法應該是劃時代性的創舉。但在學會發表後，一般人覺得，只不過是小醫院所發生的偶然效果而已。或者被視爲不太可靠的民間療法一般而被忽視了，因此沒有全然公開於社會大衆。

在第一次針麻醉成功的二年後，當時去印度旅行，曾說過「（針灸原理）期待你

們來解明」這句話的花田先生，準備開始環遊世界旅行。

他說：「有關西洋醫學之景況，在日本就能了解，但是必須去參觀西洋醫學以外的醫學，你要不要同行呢？」於是我獲得間中先生的許可，展開了機會難逢的一個半月的世界之旅。

花田先生原本意圖去訪問東方醫學之根的中國。但在一九七一年中日尚未復交，所以無法前往。於是又朝向印度，經過蘇聯、歐洲，最後到了美國等地，可以說去視察影響全世界的中國醫學之影響力。

接著想去視察民間療法，視爲旅行之另一目的。

走馬看花後，在回程中，不知何因福至心靈有一種強烈的預感，說不定可以將我所實驗的針麻醉法經過加以發表出來……。由於有此預感，於是在旅行期間，只要有時間，我就將自己要說的話整理出來。也可以說做了心理準備。

旅行終於接近尾聲，這一站來到美國的鳳凰城。我們是從紐約搭機抵達的。而我們去訪問紐約時，當時全世界的熱門消息是「中美恢復邦交」。

以美國總統之立場，第一次訪問中國的尼克森返國後，這個消息即從電視上播放出來，但另一個消息，卻鮮人知曉。

到鳳凰城訪問期間，突然被質問「你知道針麻醉嗎？」聽到這質問，我感到十分訝異。

「你怎麼知道針麻醉？」我反問這位新聞記者雷斯頓先生，聽說他正著手寫這樣的報告。

過去因將越南秘密文件獨家報導而一躍成名的記者，詹姆斯雷斯頓先生，在尼克森訪問中國時，以特派記者的身分隨行北京。途中，因突發盲腸炎，而在當地接受手術。因爲當時是接受針治療，所以他把自己的經驗談和針麻醉問題加以報導的消息，在鳳凰城掀起了新聞界的一股熱潮。

我回答他說，在日本也做過針麻醉。對方說：「嗯！原來如此……。明天可以請你來演講嗎？」我的預感可以說眞的實現了。

雖然被迫以笨拙的英語來談針灸問題，但因爲是自己實際的經驗報告，所以聽衆都很熱心的聆聽。可以說演講圓滿成功。

演講一結束，有人問：「這麼偉大的研究成果，爲何無人知曉呢？」我只是回答：「在兩年前已經發表過了。」但他們還是無法了解，爲何這種實情沒有引起人們矚目。

【9】針麻醉在日本，不能被忽視之因

東京女子醫學院進行比賽——依靠八支針之剖腹生產

一九七二年我決心獨立開業。由於花田先生以信用貸款借我一千萬，而力勸我獨立開業。所以我決定從小田原至東京的青山地區開設診所。三十五歲可以獨立開業經營，間中先生也爲我感到高興。

直至八月，以婦產科醫師，在當時傳播媒體間享有盛名，已故的蠣崎要先生之邀請下，利用針麻醉執行剖腹生產時，能有機會向新病例挑戰。

本來剖腹生產，母體幾乎是陷入全身麻醉之狀態。由於如此麻醉作用容易影響新生兒。也可以說嬰兒彷彿被打上麻藥一般，以睡著的狀態來到人間。因此以剖腹生產之嬰兒又稱爲「睡嬰（Sleep Baby）」。

如果以針麻醉，在剖腹時，滿臉紅咚咚，滿臉小皺紋的嬰兒會精神百倍的呱呱落地。看到這種情形，產婦才能安心，也能和自然分娩的產婦一樣，能親眼看到嬰兒誕生的刹那。

從蠣崎先生的手術以來，一九八一年四月，我接到東京女子醫學院，婦產科主任教授來電。大內廣子教授的名字，我第一次聽到。

突然開口以很親密的口吻說：「噢！谷先生嗎？這裡有最適合針麻醉的病例，請你馬上來，拜託！拜託！」但聽到這句話，心中產生反感，於是加以拒絕說：「你找別人好不好？」可是對方堅持要我去。透過聽筒，對方想解救患者的心情感染了我，加上他和蠣崎先生很熟，也是他所介紹的，因此無法再拒絕只好前去。

準備好後立刻趕往，患者是三十歲的孕婦，聽說心臟裝入人工閥，同時爲了避免血液凝固，又使用了大量的抗凝固劑。本來要施行人工流產，但因已懷孕七個月，做一般的流產手術太危險。普通進行全身麻醉時，血管生理反應也會喪失，而陷入危險中。至於剖腹術也是非常困難的狀況。

的確這個病例適合針麻醉，也只能用這種方法，所以我馬上準備扎針。

患者和執刀醫師都是女性，在手術室的工作人員，和見習生，在窗前屛氣凝神參觀的醫務員和學生也都是女性。

在這種異樣的氣氛之下，我在合谷等穴道扎了八支針，看到我說「已經完成了」大家才鬆了一口氣，這時大內大夫就拿起了手術刀。

大夫對意識清楚的患者說：

「現在正切開你的肚子，會痛嗎？」

「不！不痛。」

其實當時的我，一面注視著大夫的手，一面心裡很緊張，因爲採用和全身麻醉而喪失意識的患者一樣的大膽開刀法，是不太理想的。我希望她避免用「綁、拉」等強力的動作，但我知道年輕的我不能太過於干預她的手術，可是到此地步，爲避免手術有失誤的情形發生，因此，我湊近醫師的耳旁表達我的意思。

不久大夫「好棒！沒有出血了！」的叫聲響徹手術室。

『零』意味完全沒有出血。一般進行剖腹術，至少會出血三百c.c.的量，和羊水混合在一起，其容許範圍在一千五百c.c.以內。可是卻只有一百c.c.而已，所以可以說似乎沒有出血。在這當中，產婦從未喊過一聲「痛」。意識淸楚，表情也很平靜。由於如此，教授也安心下來說：「順便做另一個手術吧……」，於是再進行避孕結紮手術後，才結束手術。

有關針麻醉我也實驗多次，可是這次東京女子醫學院之例，好像第一次和他人比試的感覺，所以可謂意義重大。

由於針麻醉獲得成功，因此醫學界不再忽視，而得到了肯定。

【10】中日復交得到效果

「針灸治療先進國」——中國

話說回來，我在一九七二年獨自開業時，正值中美建交、中日復交，其時日本通往中國的門戶被打開，從中國傳來很多資訊和人員的交流，在醫學界也是相同。

獲得那些資訊後才知道，在中國使用針麻醉作為止痛和鎮痛效果的例子不少。而且在那個時候使用「針麻醉」仍是非常罕有的事。第一次報告是在一九五八年，一次扁桃腺切除手術獲得成功的報告。雖然我的第一次針麻醉成功報告是在十一年後，但也算是很早期成功之例。

可是其後的研究或經驗各方面，中國和日本落差極大。

一直以來針麻醉在中國受到大衆熱切的關心，紛紛在各方面做嘗試，也逐漸獲得成功。調查腦波即知，針麻醉和要強化精神力或增加耐力的效果是不相同的。至於針麻醉有人說是一種催眠術。

的確，有人使用催眠術來克服疼痛。同時以此種方式來手術，在以前也使用過。事實上一面扎針，一面暗示「使用這種麻醉很有效果不會痛」後，針麻醉會發揮很大的效果，但實際上針麻醉和催眠術的暗示並不相同。

進行針治療時，關鍵在於扎到那個穴道最要緊。扎針在那個穴道，會發揮什麼效果呢？依據長年經驗所得到實證，而將經驗累積下來。

針麻醉使用比較新的方法，在擁有龐大針治療經驗的中國，據說已積極開始加以研究。解明其理論並追求其更大的效果。另外還設立專門學院，正在培養這方面的專家。

【11】西洋醫學和東方醫學之代溝無法填埋嗎？

西洋醫學和東方醫學之結合！

使用針麻醉做手術時，為了預防萬一針麻醉失效，慎重起見也準備了一般進行手術的西洋醫學之麻醉法。等到患者喊「痛」時，馬上能緊急轉變為西洋麻醉法，再開始進行手術。因針麻醉的效果，有個別差異是無可避免的，因為不同的人，其穴道位置有差異，所以效果也會不同。

即使有萬全的準備，如果患者大叫疼痛，就會發生很大的「醫療失誤」事件。因此以現在日本的醫療環境，並不能隨便的以針麻醉來進行手術。

要進行大手術，必須全身麻醉時，藉著藥劑的量來控制人體的中樞神經，所以患者會喪失意識，或意識模糊，就是以人為性的使患者睡著的方法。進行局部麻醉，例如拔牙時，使用藥劑遮斷固定的知覺神經，所以麻醉原理也是相同。

可是以針麻醉，患者意識清醒，可以和醫師談笑風生，可以談笑表示不會疼痛，乍看之下和局部麻醉相同。然而在使用針麻醉之狀態下，也能進行大手術。身體神經系的作用沒有抗拒原理，反而利用其功能而得到效果。因此，可減少麻醉後甦醒之不快感，也能使傷口痊癒得比較快。要拔牙時，通常以麻醉的方式，但是麻醉劑量越少，傷口的恢復越快。

既然針麻醉這麼有效，那麼針灸專家，在手術室以萬全準備之姿來進行手術就可以了。的確這個道理很正確，可是在西洋醫學的現場，東方醫學要加以參與，兩者之間還有很大的代溝，以目前的狀況而言，實際上只是一種夢想而已。

當然，針麻醉也不是萬能，有其優點也有其缺點。事實上，人的個別差異為最大的問題。有時患者的症狀和患部的位置不同，有時也會有不易產生效果的情形。有人曾在手術室甦醒過來；進行內臟手術時，有人會產生噁心的現象。

有時會發生當初預測的疾病與病灶不同，必須緊急改變手術的部位，而無法對應的情形。更擴大範圍來說，只是東方醫學一面倒也是不行。這也是出身西洋醫學的我之實感。因爲在發生非常狀態，或者產生肉體損傷的例子裡，應用西洋醫學的診療，顯然比較有效果。

既然如此，如果能將西洋醫學和東方醫學之長短處加以掌握起來，實現截長補短的作用，就能使其長處得到相乘的醫療效果。

我感到有時人會被眼睛看不見的宿命所操縱。當初我選擇西洋醫學，可能是爲了追隨父親的腳步，也是受到母親心願的影響。可是母親卻用「好舒服！」這句直截了當的話，指引我邁向東方醫學的道路。

去印度旅行也是意義深長的。由於這種因緣，得以到間中醫院服務，學習也是同樣的宿命。又因爲認識花田先生，可以和他去環遊世界一周。在最適當的時期，發表了有關針麻醉的體驗報告，也是命運之一環。而我所進行的針麻醉，也很幸運的，在第一次就獲得了成功。

雖然我不想把一切看作命運的安排，可是我希望站在西洋醫學和東方醫學的立場上，解救更多因病痛苦的人。

第二章　東方醫學與西洋醫學之差距

——哪部分較強、哪部分較弱？

【12】日本的中藥方和中國醫學相同嗎？

中日復交後，「老中醫」訪日

這是我離開大學醫院後，在間中先生醫院服務時所發生的事。由於間中先生的推動而設立了「東方醫學醫師研究會」。因爲我是實驗針麻醉第一人，因此負責指導針治療的課程。直至我獨自開業，仍積極參加這種研究會。

不久之後中日復交，和中國的交流更是活絡。緣此，間中先生以研究會之名，計畫將中國正宗的醫師邀請到日本來。

一九七八年東方醫學醫師研究會邀請了由中國遠道而來的五位醫師訪日。被稱爲「老中醫」的中國醫學專家，可以說這麼多位訪日還是頭一遭。正宗的老中醫，連續授課一週也是史無前例的。

第一天爲歡迎會和懇談會，大家謙謙和和進行演講都還很順利……。到了第二天，開始正式授課。在聆聽老中醫教授課程當中，台下開始產生異樣，在日本人之間有人「竊竊私語」，結果聲音越來越大，聲浪漣漪也越形擴大。

我們認爲自己對東方醫學已有相當的理解度。可是我們所了解的中國醫學內容，其想法、知識和技術，可能有微妙的落差。

至於所使用的針，日本所使用的是寸六或寸三的和針（日本針），其粗細如毛髮般的毫針，可是在中國使用的是粗針和長針等很多種類。是配合各種場合再加以區分使用的狀態。這種事實由於中日復交，才得以傳到日本來。也被到中國學習的人帶了回來，使我們親眼目睹。可是其背後資訊與內容，這次才算是直接見識。從此我才了解其內容之深奧，其體系之壯大。

無論是診斷也好，無論是治療也好，其種類和質量、範圍，中國和日本之間，有很大的落差。這也是聽到課程後才眞正了解的。

授課的第三天，因我是研究會的幹部，自然聽講的態度更爲認眞。然而在一週後，對於中國正宗醫學和日本之東洋醫學之落差，我感到有些茫然失措。

例如，據我們所了解，日本人所使用的中藥方，過去約數百種。可是在中國，一般頻繁使用的藥方超過了三千種。不僅如此，包括將來可能候補的種類加起來，其種類不勝枚舉。可以說一切事物產生出很大的差距來。

【13】為何日本較落後
東洋醫學、東方醫學、中國醫學有何差別？

在此我爲對應西洋醫學，而以一般所說的使用「東洋醫學」這名稱。但是除此之外，也有「東方醫學」「中醫學」，現在將其差距稍做說明。

例如我現在的頭銜是「日本東方醫學會會長」「東方醫療振興財團專務理事」「日本東洋醫學會評議員」。

在此，所謂的東方，如東方貿易，東方見聞錄等一般的稱呼，爲對應西歐而成爲東方。其範圍從西亞到印度、東南亞、中國等廣大的地域均屬。尤其中國醫學和阿優斐達（印度古典醫學）、西藏醫學等三種醫學，自古以來即被定位於主流的位置。因此也將這麼廣大的地域，全部所進行的醫療總稱爲「東方醫學」。亦即取代一般所使用的東洋醫學，而統稱爲東方醫學。

東方醫學，尤其約二千年前的漢代已經確立。中國醫學在自己中國本身有「中醫學」之名稱。其中醫學透過佛教或遣唐使之往來而傳到日本。在日本，由於在漢代已成立，所以稱爲「漢方」。其實對中國來說，日本是屬於東洋國。是位於「東之洋彼方之國」所以在日本稱爲漢方醫學。在中國反而稱爲「東洋醫學」。我所隸屬的團體，就是使用這種狹義的「東洋」名稱。

我這樣說彷彿有些言不盡意，可是到底漢方，也就是東洋醫學和中醫學是否相同呢？其實有些差距。

日本到了江戶時代，採取閉關自守之後，日本之漢方和中國大陸之中醫學，幾乎無法接觸。在這期間，正宗中國醫學經驗越來越豐富，知識、技術也累積得越來越多。可是和中醫學蓬勃發展相較，日本漢方醫學越顯落後。

- 西洋醫學
- 東方醫學（日本稱「東洋醫學」）
  - 「中國醫學」——傳到日本稱「漢方」（由中國觀點來看，即爲「東洋醫學」）
  - 「印度醫學」
  - 「西藏醫學」

另一方面經過長崎，慢慢引進之蘭學，亦即西洋醫學，在明治維新政府之現代化，採用了洋式大方針，而成爲主流。然而在現代醫學發展中，漢方醫學越來越式微。雖然不是完全廢除，但只成爲民間醫療般的偏方狀態。

由於如此，自然而然的東洋醫學＝漢方和中醫學之間，產生了相當大的落差。到了一九七八年，由於東洋醫學醫師研究會的邀請，中國的中醫學專家受邀訪日並講習授課，聽講後予人切身感到這種落差之事實。

在一九七八年，我因以日本方式發展，重新和正宗中醫學接觸，又再次接受洗禮，因此我將之定位爲「東洋醫學之元年」。

以日本方式發展的情形，本身看來並無問題，是極自然的情況。但屬於東洋孤島的日本，和氣候、風俗迥異的中國大陸，其人民的體質也各不相同。所以使用的藥劑當然也不相同。同時在各種醫療書籍下，有各種的方法可以治療疾病。像這般自然環境和飲食生活，人們的體質和身體的機能等條件之差距，其不同的對應方法，我秉持的是本著中醫學的本質和基本之忠誠。由於如此，長久以來正宗中醫學產生微妙的變化沒有關係，而形成日本式醫學亦無所謂。

可是由於接受幾位老中醫的指導，成爲重新檢討東洋醫學之契機，這已經是一九七九年十多年前的事了。

【14】何謂中國醫學？

聖醫是醫治未病之前

我在所謂的東洋醫學元年，有一些新的感觸。因爲聽了受邀訪日的老中醫的話，深深感到最理想的醫師是「治未病」。

醫師有三種類。不高明、不能治好疾病者——「庸醫」。可以治療疾病者——「常醫」。「聖醫」就是在未有疾病之前即能加以治療。

依據中國最古老的圖書目錄『漢書』之藝文誌上，刊載著古代黃帝和六位醫師所編撰的『黃帝內經』。其中有言「良醫者治未病」。在中醫學領域裡，將這種醫師稱爲「聖醫」。

爲治療未病而加以尋找，然後再加以排除，這種目的可能無法達成，因爲還未有疾病，要如何發現。

人的身體好比精密的機器，其本身並無問題，可是因感染細菌、或形成腫瘤、或者外在性受到損傷，而發生異常的疾病。將那些不好的因素去除就好，這種想法不能治未病。可是西洋醫學的對應方法就是這種概念。

但和治療疾病、克服疾病、排除疾病等爲最主要的西洋醫學相比，以治療病人爲重的中醫學能治未病。

例如，新種類的流行性感冒肆虐，那麼全社會的人們都會感染是理所當然的，但事實並非如此。會被蔓延的病毒所感染的可能性，十人當中十人都會被感染，但只有身體狀況不佳之一、二人會發作。

以中醫學的立場，疾病發作的情形如下，首先身體會失去平衡，在此狀態下，防止外敵入侵的防護壁，亦即障壁會減弱。由於如此，病毒就乘隙而入而發病。在這種情況如何對應呢？首先要改善身體的狀態，這是中醫學的治療方法。

換句話說，就是在發生疾病之前，趕快找出身體的不平衡點出來。如此一來就不會遭到流行感冒的侵犯了。只看臉色和皮膚、或聽聲音就能正確指示說「你今天吃糙米比較好」或「應該在某部位施灸」等的醫師，中醫學稱爲能治未病之聖醫。

像這種措施，不一定要靠藥劑，依靠食物也可以做到。依日常生活態度、改變情緒，就能加以控制下來。因爲在中國醫學中，具有像這類的一切專案技術才難能可貴。

其實西洋醫學領域裡，也有像這樣的名醫，可直接的診斷出疾病。但西洋醫學太注重客觀性。所以這是一味的重視檢查、診斷所獲得之資料。由於患者本身所傳達出的異樣訊息甚爲微妙，因此在臨床上，容易傾向機械化的檢查或診斷。

【15】何謂「西洋醫學」？西洋醫學將人體看成「精密機器」

現代醫學的立場，將人體視爲一種精密機器。例如以車子做比喻，包括引擎、散熱器、變速器、方向盤、輪胎……等配合其作用，將無數的零件集合起來形成一部車子。這時如果其中一部分發生故障，找出障礙部分來修理，或更換零件即可。

現代醫學就是與此相似之結構。假定胃微痛或有噁心狀態時……首先喝一些鋇，再用X光檢查，發現有異常部位就投藥治療。有時需要用手術治療。

像這樣，身體發生狀況時，首先調查原因爲何，找到後就將病原排除，能夠成功排除，身體就會復原的想法。

西洋醫學的構想，是十七世紀被稱爲近代哲學之父笛卡爾爲始祖。依據笛卡爾的主張，認爲「人體也是物質的構造」是對於一連串刺激有自動反應的精密機器。

由於這樣的想法，促進了切開身體，檢查內部構造之解剖學的發達。並且也發明了顯微鏡，結果能精密的觀察細胞與細菌，不久之後發現了各種病原體的抗體出來。由於其活動幾乎都在歐洲舞台發展，因此才稱爲「西洋醫學」。

於今西洋醫學方面，因爲特定障礙部位的診斷技術被重視，其發達也非常迅速。X光、超音波、CT掃描等等已經非常普遍化了，與此相同，要消除這些障礙部位的手術也相當發達。

另一方面，中醫學的構想與西洋醫學完全不同。即使使用藥劑或手術，排除胃潰瘍，但事情並未完全解決。還要注意造成潰瘍之因爲何？中醫學認爲沒有將罪魁禍首矯正好，無法做根本治療，所以說潰瘍是結果而非原因。

疾病是包括心的身體，喪失平衡所造成。所以要矯正好平衡，強化虛弱的部分，調整異常的狀況。因爲人的身體和由許多零件組成的車子不同，很多的零件，是由各種各樣「看不見的手」所連接在一起的。

例如治療胃痛時，在手或腳尖等，從外表看來完全無關的部位加以扎針、施灸刺激而做治療。即使使用藥劑排除潰瘍，但如果身體仍維持不平衡的狀態，遲早在身體的某部位也會產生異常。這就是中醫學所認爲的「疾病的移動」。

西洋醫學的治療是屬於攻擊性的，比較積極。中醫學與之相較，予人產生極緩慢的感覺。但如果改變角度來看，中醫學是回溯更根本的部位來加以治療，其實可以說是更積極的方法。

【16】西洋醫學之卓越處和弱點

西洋醫學就是對應醫學

那麼，如果說西洋醫學有何比東洋醫學卓越，亦即不得不依靠西洋醫學的地方是什麼呢？一般來說，就是手術。例如產生骨折或外傷等急症，採用西洋醫學的外科處置比較理想。

又例如「腹痛」的場合裡，假如是胃潰瘍或者是形成幾顆結石，而產生激烈的疼痛。亦或急性胰臟炎，胰臟潰爛引起的腸閉塞等等之緊急狀況。在處理這樣的緊急狀況，必須先阻擋病狀損傷之惡化，和防禦情況之深刻化才行。在這方面，西洋醫學的確可以發揮威力。

西洋醫學發達的背景，可說是為了配合越來越複雜化的社會而產生。社會越複雜，予人體帶來的危險性也會相對提升。而為了對應各種各樣的事態，西洋醫學可說是因「對應醫學」而發達。

每次經過大戰爭之後，醫學就會有飛躍性的發展。其最典型的例子，就是治療在戰場上受外傷的士兵。如果採用東洋醫學的方法，的確無法對應。因此爲了做緊急的醫療行爲，也爲了能對應其需要之狀況下，現代醫學才會這麼發達。這種情形和一發生戰爭，科學技術就會飛躍性進步的歷史有類似之處。

除此之外，西洋醫學能發揮威力的領域，如器官移植等外科治療。或像霍亂一般急性傳染性的細菌感染場合，必須使用抗生物質來攻擊病原。

一般而言，西洋醫學所使用的藥劑，都是以攻擊病原體爲目的所製造出來的。的確，有些藥劑能驅逐一些症狀和疾病。例如抗生素的力量就非常優異，由於有抗生素出現，因而被解救的生命不勝枚舉。不管如何，盤尼西林對應肺炎，鏈黴素對於結核病有很大的貢獻，是不容否認之事實！

可是無論使用抗生素也好，維他命或其他藥劑也好，現在醫學所使用的藥劑，是以人工、化學精製而合成的，因此藥效很快就看得到。可是由於這種物質侵入人體，連病原以外的部分也會加以攻擊，有時爲了需要，攻擊量過於激烈甚至會超越。如果疾病慢性化、長時期持續使用抗生素的話，身體也會受到影響，如肝臟機能破壞、冠狀動脈阻塞、白血球減少、喪失食慾等等各種負面的效果會持續不斷。

使人體本來對疾病的免疫力也減弱了。

可是中醫學所使用的藥劑，亦即一般所稱之漢方藥，是直接由植物、動物、礦物等存在於大自然的生物做爲「生藥」。這種物質被人體吸收後，會形成血和肉，都是「自然的奧妙」巧妙的複合而成。同時在人體內加以吸收當中，可以進行取捨選擇。

使用生藥時，只要診斷沒有錯誤、沒有副作用，可以不必擔心。即使是速藥性之層面，也不會像西洋醫學那麼迅速。可以應用於改善體質之根本治療爲特徵。

【17】中醫學、西洋醫學最大的魅力與特長為何？

現代絕症「癌」也能治癒？

現代人最害怕的疾病是什麼？是癌症。

然而使西洋醫學和中醫學顯著呈現出來的差距就是癌症。以下來做詳細說明。

❶有關免疫性——

使用中醫學「能治癒癌症」的例子曾有所聞，而結合中西醫的療法也常常聽到。

中醫學最大的武器就是能提高免疫力。使人體本來就擁有的自然治癒力，在完全沒有損失之下，能以最大的程度發揮出來，這是醫學界最基本的想法。

所以對應癌症初期，如果患者的免疫力機能還能正常發揮時，漢方藥是非常有效的，連癌症都能治癒。

維持身體免疫力作用，而且和各個器官都有關連。人體免疫物質的代表就是白血球。但白血球也有很多種類，比如A細胞、B細胞等等，並且都能結合起來產生功能。

可是通常治療癌症所使用的抗癌劑，如果使用量多（強力）的人，或者癌症已經轉移的人，其免疫力的相互關連性已經喪失。由於如此，某種免疫性很強，其種免疫性非常弱，處於極爲不平衡的狀態。因此，人體本來所擁有的免疫系統都被破壞了。

以西洋醫學療法而言，有時使用的藥劑，反而會身體產生異常——這在前面已經敘述過。治療癌症時，首先要毀滅癌細胞而加以攻擊。這就是一般所採用的方法。由於使用的藥劑非常強，雖然能破壞癌細胞，但連免疫力也加以破壞的情形，當然也會發生。所以抗癌劑是不能隨便使用的。

當然，現在爲了治療癌症，不得不使用抗癌劑。可是如果只使用這種藥劑治療，身體會承受不了，其實更應該注重免疫力才對。將來治療癌症的想法可能會成爲很重要的問題。事實上這個問題已開始被討論當中。

爲了提高免疫力，針治療是相當有效果的。依據動物實驗，幾乎可提高將近二倍的免疫力。能這麼方便的使整體性的免疫力提高，在西洋醫學的任何藥劑中，是無法找到的。同時針治療並無任何副作用，能夠獲得這麼高的效果，當然應該好好利用才對。

❷情緒與疾病的關係——

有一句話說「病由氣生」。將心和身體的關係，亦即密切的關係，由中醫學、東洋醫學，以傳統性的保留了下來。就是所謂的將身心視爲一體的看法。

另一方面西洋醫學在前面已敘述，是以笛卡爾的主張爲主流所形成，所以將身心分離爲出發點。可是後來由於過於極端化、分析化，而喪失了整體性的概念。因此現在已開始做反省，並且嘗試將疾病掌握爲綜合性的看法。心療內科和身心醫學，就是在這種想法之下，朝觀察身心之立場來治療的方法。

依靠中醫學傳統的觀點，觀察人體之免疫性，結果發現很多事實。「病由氣生」這句話的確令人感受深刻。

在人的腦部，有一個被稱爲「網狀體」的部位。這個部位是將身體所得到的刺激，傳導到大腦皮質，可以說有連接器的作用。因此進行針麻醉時，網狀體的中樞產生作用而緩和疼痛。同時這個部分和感情、自律神經等均有密切的關係。

如前述，以人來說，免疫力主要是由白血球所支配。各種疾病侵入身體時，白血球就出動去打仗、加以消滅。或者可以預防癌症的發牛。

換句話說，免疫力衰退就會發病。或者說免疫的網目被侵入時，就會發生如癌症等的疾病。

至於稱爲網狀體的神經部分，和稱爲白血球，在血管流動的淋巴液，本來二者完全沒有關係。可是如果網狀體遭破壞，白血球的力量就會急速減弱。因此網狀體可說是精神和肉體的連接器。就此也可證明心（感情）與肉體密切連貫之事實。

因此，心裡若非常不安，或者發生非常厭惡的事情時，肉體的各種機能就會呈現停滯的狀態。

例如喪偶者，在其配偶死亡後一、二年當中，其發病率會異常的提高。因爲存留的一方，免疫力會極端降低，相對的，也是對於疾病抵抗力減弱之因。

我長久從事醫師工作，但我認識三位年過八十，而頭髮烏黑，看起來活力充沛又年輕的長者。這三位的共同特徵都是非常樂觀。凡事不會斤斤計較、耿耿於懷的人，對於自律神經和網狀體不會有副作用。亦即，想要預防癌症的人，日常生活就要保持開朗快樂，並且不要積壓過多的壓力最要緊。

能夠擁有這樣的心和生活態度，和施以治療的，就是中醫學最奧妙和最大的優點。

❸「癌症告知」的問題——

站在癌症與免疫性的觀點來看，有關「癌症告知」這個問題，可以從另一個角度來加以思考。

以日本人而言，知道其罹患癌症時，周圍的人一定不會告知其人。甚至拚命的加以隱瞞其患癌之事實。

可是擔任治療癌症的醫師們，常常懷疑這種方法是否正確，可能不是明智之舉。例如患者癌症已到末期，想讓患者能安心的走完人生最後的時刻。這並非感情用事，而是純粹站在治療效果層面所顧慮到的事。

患者若是知道自己得了癌症，當然一開始會受到很大的衝擊，會陷入極度憂慮的狀態。可是身體的奧妙處就在此，雖然有一段時間會感到強烈的沮喪，但是不管多麼沮喪，對精神狀態而言，都絕非良策。因此一般的人，經過一段掙扎的時間後，會想開，並且將自己調適好。

然後會覺得必須接受事實，也不得不接受事實。由於如此，在這種狀況下，會去思考今後自己要如何去對應。可以說像鐘擺一樣，大幅度擺盪後，自然會再彈回來。其擺盪寬度多少，就會回彈多少。由於經歷激烈的沮喪，那麼拼命要上浮的力量也非常強烈。

在這瞬間，所謂的免疫力會突然大增。而產生什麼都不畏懼的精神狀態，因爲免疫力突然提高，身體會比以前改善的情形時有所見。

像這樣的例子我遇過很多次。所以對於過去刻板性對應模式——亦即拼命隱瞞其患癌的態度有了轉變。但其實患者本人都以相當高的機率察見事實。可是對於不讓患者和癌症直接面對——的這種方式，到底是否爲良策呢?做爲今後的課題，等待最後的檢討。

❹應該安詳的度過人生最後時刻——

前面以癌症爲題材，談論了中醫學和西洋醫學之構想與差距。在西洋醫學全盛的當今，依靠中醫學性質的對應，可能會爲現代醫學最大課題——癌症之治療，開拓出一條新的道路來。

最後，我想說明癌症末期的對應方法。東西醫學的對應方法有相當的差距。對於如何讓患者度過人生的最後時刻，這兩者的觀念，也有相當的距離。

癌症爲現代人所恐懼之病症，並且也讓周遭的人感到傷心難過。不僅死亡率高，同時也相當痛苦。通常之抗癌劑，有時也會攻擊健全的肉體，而更增加病患的痛苦。至於中醫學的對應情形又如何呢？

雖然中醫學壓抑癌細胞的發育，和攻擊腫瘤的力量，不像西洋醫學那麼強烈。可是要使患癌的體質，恢復平衡、加以修復的可能性卻相當強。可能是這個原因吧！使用生藥、漢方藥來治療，不可思議的能減輕痛苦。不管如何能使患者感覺比較舒暢，所以比較受患者的歡迎。

癌症中，痛得最激烈的，要算是骨頭內部遭到侵犯的骨癌了。

有個二十五歲的青年，在其他醫院被診斷為骨癌。他的情況是，癌細胞已經轉移到骨盆了。可以說痲藥的鎮痛劑已無法離身。我看到他時是十月，而他被診斷頂多能維持至二月，可能無法迎接新年的來臨。

這位青年以前曾到我的診所接受過針治療。由於有此機緣，束手無策的雙親對我說「能否減輕他的痛苦」。

我獲得主治醫師的許可後，開始使用生藥治療。結果青年慢慢的漸有起色，也越來越有精神。主治醫師判斷無法過新年的情形，也可以加以克服，並且開始在醫院走廊散步。幾乎不再訴求疼痛的痛苦，也能和普通病人一樣坐在床上進食。

可是他在四月中旬的某一天，終於也走向死亡。我並不是要告訴各位說，中醫學能治癒癌症。而是想告訴各位，這位青年在死亡之前，能維持自然的生活，請各位要注意這一點。

並不限於癌症，所有被視為無法治療之疾病，使用生藥治療來對應，結果和這個例子相同，都能以最自然的方式，去走完其人生最後的　段路程。

可是如果依靠現代醫學、西洋醫學又會如何呢？不管採取任何一種治療手法，患者的狀況一定是每況愈下。身體慢慢減弱，周遭的人也會體驗到不忍卒睹的情況。這樣的狀態，有時會長久的持續下去，而在持續的痛苦中迎接死亡。就如同已經成為熱門話題的安樂死一般，求生不得、求死不能的苦狀。

不論如何，我覺得由中醫學持有的力量，或加以巧妙應用的中西醫結合之療法，必定可以開拓新的癌症治療方法。前面介紹過的青年，在母親悉心的照顧下，斷氣時臉部顯得非常的安詳。

就如其家人所言，在維持其生命當中，青年能和家人閒話家常、快樂的交談，所以對於青年之死，其家族也能坦然接受。

第三章　東方醫學之王「中醫學」

——從「陰陽」到「四診」之基礎知識

【18】中醫學、東洋醫學之基本想法

「陰陽說」和「五行說」

中國醫學之根底，存在著一種實現的想法，就是哲學想法。所謂的「陰陽五行說」，雖然日本人常聽到，但眞正能理解又能加以說明的人，可說少之又少。

有人將之和占卜看成迷信一般，是一種可疑又落伍的想法。事實上其具有合理之概念，以現代科學的眼光來看，具備非常科學，值得信賴的層面。在漢方治療的現場，現在仍然依據「陰陽五行」的構想和規則，做爲參考而診療。至於其具體的使用方法，後面會有詳細的說明，在此僅提大綱略做說明。

所謂「陰陽五行說」，是將「陰陽說」和「五行說」組合而成。所謂「陰陽說」，就是將所有的事物分爲兩種類之二元論構想。

依據『黃帝內經』，陰爲地、陽爲天的說法，認爲在陰陽作用之下，結合與分

離，使萬物產生了變化，也產生生與死的情境。包括天與地、陰陽說將一切事物一分爲二（二種層面）來加以解釋。例如晝與夜、男與女等等。至於現代的電腦，其實也完全的以相同的二元論的原理製作而成。

觀察人體，有腹與背、腑與臟、上中下等之區分。以中醫學診斷的用語例子來說，有寒與熱、虛與實、表與裡等的說法。（這些在後面章程會再詳細說明）

所謂二元論，並非一味的將陰與陽看成對立，就像男女互相吸引般，能維持調和狀態，所謂「中庸」爲最理想。可是陰與陽，有時未必然能加以清楚區分出來。還存在有「陰中之陽」「陽中之陰」。例如寒冬裡溫暖的日子，就可稱爲「陰中之陽」。

五行說，是將存在於自然界之一切物質，看成生物有五種元素所形成（分爲五種元素）。這五種元素爲「木、火、土、金、水」，依其順序產生作用之概念。

五行說，是由於五種元素的作用各不相同，而分爲兩種類，同時元素之順序也會改變。其一爲「制壓與被制壓，勝與負」的關係，稱爲「相剋五行」。另一種是「互相協助，亦即前一種物質會產生下一種物質」的關係，稱爲「相生五行」。依據相剋五行的說法是「水滅火，火溶金、金製斧制木、木吸收土之養分等……」因

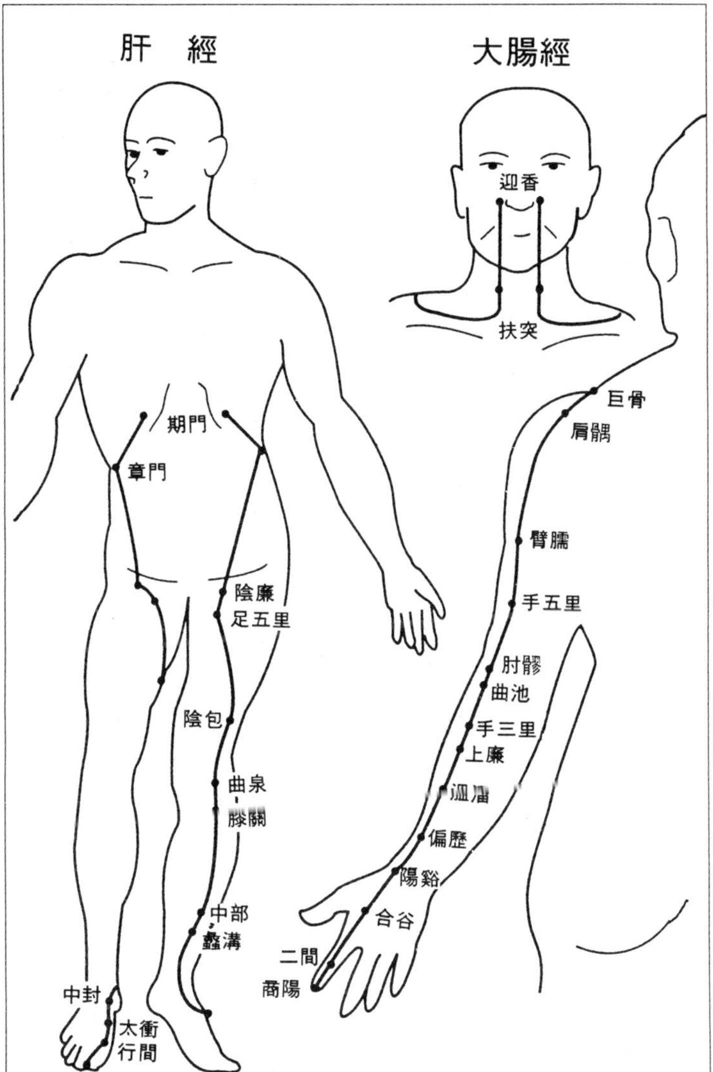

十四經絡和穴道的一部分

此其順序爲火、水、土、木、金。「相生」的關係是，「木燃成火、火燃成灰、土生土、土生金、含金屬之岩石間湧出水來」順序爲木、火、土、金、水。

依據五行來看人體的臟腑。臟爲「肝、心、脾、肺，腎」之五臟順序。五腑以「膽、小腸、胃、大腸、膀胱」爲順序。

看到、聽到之感覺稱爲五感。會產生五感之感覺器官爲「五官」。其順序爲「眼、鼻、口、舌、耳」。另外色和味也有五行，「藍、紅、黃、白、黑」和「酸、苦、甜、辛、鹹（鹽辛）。方位以及季節之五行之順序爲「東、南、中央、西、北」「春、夏、土用、秋、冬」。

和身體與健康有關係，加以略化爲五行之表，如下頁所示。

例如肝臟不好時，皮膚靜脈會浮於表面，臉色青白，同時想吃酸味強的東西。或者認爲已經「最近酒量減少」的人，卻產生「視力模糊」「老花眼」的症狀出來。雖然這些說明非常簡略，但這些人是屬於「木經」型的人。不僅肝功能減退，膽方面也需檢查有無問題。假如膽有問題，會有易怒的現象，由於肝膽相照，所以才會這種情形。

「土經」的人喜歡甜食。然而多半的人會訴求胃不適。在胃不好之下，還想甜食的人，一般來說其臉色發黃。嘴巴周圍或口腔裡，會潰爛和產生口腔炎——讀到這個部分，可能會有不少人覺得講得很有道裡。

可是西洋醫學卻把人體各部位看成獨立的器官，並且越來越細分化。另一方面，中醫學認爲身體的各部分則是有相互關連的關係。其想法之根源是根據「陰陽五行說」而來。所以只要學習陰陽五行說，自然就能了解中醫學爲何擁有那麼明細特徵的理由了。

五行	木	火	土	金	水
五臟	肝	心	脾	肺	腎
五腑	膽	小腸	胃	大腸	膀胱
五官	眼	鼻	口	舌	耳
五色	藍	紅	黃	白	黑
五味	酸	苦	甜	辛	鹹

【19】「肝」是肝臟，「心」是心臟嗎？

「肝膽相照」和「五臟六腑」

我們在口渴時，喝了水常會讚嘆說：「唉呀！滲入五臟六腑了。」那麼五臟六腑到底是什麼呢？

依據陰陽五行說，相當於木、火、土、金、水的肝、心、脾、肺、腎的五種臟，稱爲五臟。乍看之下好像意味著肝臟、心臟、脾臟、肺臟、腎臟。可是嚴格說起來，並不是那麼單純。一般使用於更寬大，涵蓋有精神活動機能之意義。例如提到肝，當然有涵蓋肝臟，同時也涵蓋和肝有關係之「經絡」（連接身體中之臟腑與身體表面之穴道的通路），一提到心，雖然也涵蓋著心臟，但有時候也意味著心情。同時也包括心和經絡的關係。

但更嚴格來說，五臟之外還有「心包」之設定。心包這句話，可能各位會覺得很陌生。依漢方辭典說明如下：「心包和心有表裡關係，具有輔佐心的使命」。如果是心包的經絡，亦即「心包經」有異常時，手掌會發燙，或陷入「鬱」的傾向。所以加上心包，五臟就成爲六臟。

所謂六腑，是膽、小腸、胃、大腸、膀胱以及「三焦」等稱爲六腑。除了無法具體說明其存在處、幻想之臟腑之一的「三焦」之外，大約和我們所認識的腑都相同。「三焦」被視爲「人體保暖之熱源」。如果三焦經有異常時，「水」（組織液）會代謝不順暢，全身虛冷、胃功能減弱、喉嚨發炎等。

不管如何，如果將心包看成獨立的器官，五臟就成爲六臟了。概念上將三焦和其最接近之腑、小腸連接起來，六腑就變成五腑的型態了。

依據『黃帝內經』所記載，「所謂的五臟，是藏精氣而不瀉，既不能滿也不能實。六腑則轉化物而不藏，故不能實而滿」。

總而言之，五臟被認爲是儲存精氣之處，六腑就是實的道路，亦即食物之通路。

然而肝、心、心包、脾、肺、腎之六臟，由膽、小腸、三焦、胃、大腸、膀胱等之六腑個別去對應。

例如屬於臟之肝，對應屬於腑之膽。因爲這兩者均屬於五行之木，可說同一系統，由此才有所謂的「肝膽相照」這句話產生。

實際上，依據現代醫學的觀點來看，不僅是肝和膽，其他臟腑也都是互相有連帶關係的。同時我們也可發現五行之流向，也很巧妙的形成排列。例如肝不舒服時，容易發怒、脾氣也比較暴躁，這就是肝與心互相呼應。如此這般，將人體的臟器看成互相有關連的概念，就是中醫學、東洋醫學的眞面目。

西洋醫學對於臟器的看法，是以解剖學之觀察爲基本，有系統的分爲骨骼、筋、脈管、內臟、神經、感覺器官等。並且又細分呼吸器系、循環器系、消化器系、神經系等領域出來。其中我是專攻循環器系。依據學問體系對於臟腑的知識和六臟六腑之想法，有甚多不一致之處。

可是依據六臟六腑之概念來治療，依靠穴道線索之針灸、生藥之治療法，事實上能得到很大的效果，也是毋庸置疑的。

例如，扎針在和神經學完全無關連之部位，而使疼痛消失，的確是令人無法置信之事實。

像「針痲醉」一般，扎在穴道裡的針，透過神經系使感覺鈍痲也是事實。同時依針的刺激，使腦中樞發生生理性的除痛物質也是不假。另外刺激穴道經絡，可提高連貫臟腑的機能，得到治療效果，也是不能否定之事實。

確實人體之奧妙，我們似不甚了解。

【20】中醫學如何看待「疾病」和「健康」

疾病的原因爲「邪氣」

例如「頭痛」「下痢」等，自已診斷爲「可能感冒了」。這時候會認爲感冒是身體異常，是疾病之因，可是中醫學想法不同，只是把感冒看成結果而已。

依據中醫學的看法，爲何會生病呢？是身體遭受邪氣，或被邪氣所侵犯。爲何會感冒呢？因爲被風之邪所侵犯。所以把感冒寫成風邪，並非毫無意義，隨便套用之詞

中醫學經常以陰陽二個觀點看事物，而風邪也有兩種模式。其一是初期感到寒冷，全身畏寒的狀態。另一種則是突發燒、全身灼熱起來。

前者是被風寒（寒邪）所侵犯，分類爲「傷寒病」；後者是被風熱（熱邪）所侵犯，分類爲「溫病」。如果開始感到寒氣，就採用溫體的方法。自古以來是以喝蛋酒、蓋被睡覺的一種治療法。

與此相反，以熱開始之狀態，就必須考慮冷卻身體。流行感冒發高燒時，使用冰枕讓頭部冷卻下來，或使用退燒之生藥來治療。如果處理方式相反，結果會不堪

設想，詳細以後再做說明。

【21】為何邪氣會進入？

「氣血營衛」喪失平衡

至於邪（邪氣）爲何會進入身體呢？原因是身體的健康面失去平衡。

古代的中國人，認爲爲了維持身體的健康，有基本的四大要素，即「氣血營衛」四大要素。可以調整身體的循環、諸器官的功能。

首先談「氣」。氣最近成爲一股熱潮，也時有耳聞。可是要將其定義，卻相當麻煩。氣，可以說是一種生命的原動力、一種「看不見的能量」。假如暫時喪失就會昏倒，完全喪失則會死亡。

我們從父母身上所遺傳的，天生就擁有的生命力，稱爲「先天之氣」，又名「精氣」。遺傳和體質不好、產生疾病的原因，就是先天之氣的異常。

出生後，從大自然中攝入之氣、即爲「後天之氣」。這可大分爲由肺進行呼吸，而從大氣攝入之氣；和胃部消化、吸收飲食之物所攝入之氣二種。也可以說後天之氣是維特生命之源。

有關後天之氣，最近產生了一些麻煩的現象，那就是花粉症、氣喘、慢性支氣管炎、異位性皮膚炎、慢性蕁麻疹等患者，有急遽增加的傾向。與其說將之看成新病原，不如說是現代人體質產生變化，抵抗力和生命力減弱了。

其原因就是生活環境之惡化。嚴重的空氣污染、不自然的飲食生活，這些變化，對於吸入肺部的空氣、胃攝入食物之「後天之氣」，有嚴重的影響。這些種類疾病增加之現象，可說是大自然傳送給我們的生命之氣，遭到威脅的信號。

接下來談「血」。「血」和無形的氣相較起來，是屬於有形的生命之源。血並非只有血液的意思。而是涵蓋著體液之廣泛稱謂。血由心製作而成，蓄積於肝。

這種血如果沒有順利流通經絡，就會造成各種障礙，流通停滯稱爲瘀血。如果呈現其「證」，就要服用去鬱、促進血液流通之「驅瘀血劑」生藥，來促進血氣之流通。

「營」，就是從吃喝之飲食物（飲食物、漢方用語是水穀）中所抽取之營養素。亦即血漿成分。

「衛」就是「自衛」，保護之意。是一種防護壁、一種障礙。

如果氣血營衛受到身體之邪（氣）等之影響，就會在體內某一部位滯留，結果會異常的增加或減少。這種失去平衡的狀態稱爲「疾病」。對於氣血營衛在哪個部位發生問題，其問題是在哪個部位，或者以陰陽觀點來看，情形應該如何做診斷（稱爲證）再定病名。

在這種狀況下，使用陰陽概念的用語即爲「虛」與「實」。虛就是身體機能降低的狀態，稱爲「虛證」。血氣衰退、喪失臟腑經絡的元氣。對於病邪之抵抗力也會減退。

反之，「實」就是呈現機能非常旺盛、亢進的狀態。「實證」是容易發炎、發燒之證，雖然仍有體力，但卻是邪氣滯留的狀態。

【22】何謂「穴道」「經絡」？

「穴道」如火車站，「經絡」如鐵軌，「氣血」則在上面流動

中醫學認爲氣血爲生命之源。氣血在體內流通，流通順利就是健康，反之就會生病。

氣血流通時，互相聯絡之通路即爲「經絡」。

如果以經絡比喻爲鐵路之鐵軌，那麼相當於車站的就是身體表面的「穴道」

了。車站裡有特快車、普通快車停靠的車站，也有慢車才停靠的車站。相同的，穴道也分爲反應強，治療較有效的穴道，和非常重要的穴道。另外比喻爲車站的穴道，還可分爲位於鐵軌位置的「正穴」，和離開鐵軌的「奇穴」。

人體的表面，約有三千多個「穴道」，而穴道與穴道，和聯絡「穴道」或「六臟六腑」（五臟五腑）的就是「經絡」（經脈與絡脈）。

身體狀況不佳時，「穴道」與「經絡」就會異常紊亂。所以中醫學的醫生，觸摸穴道有異樣時，就能推測哪一個器官不好。可以說「穴道」和「經絡」所呈現之信號，是醫師診斷時最強力之線索了。

與此相同，身體表面的穴道，透過經絡和身體裡面的六臟六腑連接在一起。所以依靠刺激經絡，就能矯正身體內部之異常部位。不僅能做爲診斷重點，也能成爲治療重點。

一般而言，身體有任何異樣感時，可以將手按在疼痛的部位，或者以熱敷或冷敷的方式。所以偶爾給予局部刺激，身體表面會有觸電般的感覺，而傳到其他部位的情形有無經驗過呢？然後在其部位加以指壓會比較痛。如果以尖銳之物輕輕刺激，則疼痛就會緩和。

例如合谷穴，是在拇指和食指交叉的部位，以針刺入穴道，據說會有一種特殊傳動的刺激感。聽說三千人中有三人會有這種感覺。但在充滿各種刺激的現代，可能感覺都鈍化了。但在古代身體比現代人更敏銳的人不少。

如此這般，對針刺激特別敏感的人之經驗，經過長久歲月被累積下來，進而形成了「穴道」「經絡」系統。

無論如何，依據西洋醫學的知識和解釋，還是很難去理解穴道與經絡。可是過去不少人，站在現代醫學的立場，均想加以驗證出來。

已故的病理學權威，金澤大學石川太刀雄教授研究發現，內臟內部起變化時，身體表面之有關部位也會起變化。這種發現稱為「內臟體壁反射」。例如膽囊有異樣時，右肩口會痛，或酸痛。這種現象被解釋為異常的刺激，趁著自律神經之交感神經的路線，投影在身體表面所造成。

至於現代醫學也有稱為壓診之方法。以手壓著患者的身體來做診斷。例如有胃潰瘍和十二指腸潰瘍時，觸摸腰的某部位會發現有異常現象。如果肝不好或膽囊發炎，異常部位是在右肩口。胃潰瘍和胃下垂的異常部分在左肩口。狹心症是在左手內側呈現酸痛現象，依靠手的壓診可以診斷出來。

我第一次接觸針灸，感覺有趣的是有關「良導點、良導絡」的論文。這是京都大學的中谷義雄博士所著。其內容以電氣性測定皮膚分泌腺之作用。尋找敏感反映內臟狀態的部位。

本來是在一九二〇年左右才被使用的方法。但後來中谷博士認爲，使用穴道、經絡的名稱，和全盛時期的西洋醫學不能通用，於是他使用容易導電之處的「良導點、良導絡」用語，寫成了一篇論文。

另外在東京大學物療內科和東京教育大學指導下，芹澤勝助博士等人，利用電位差，開發了內臟病患的體表診斷法。

【23】診斷，西洋醫學有何差距？

診「證」了解全體狀態

一般身體某部位有異常時，會呈現出痛、熱、腫之自覺症狀。有時會呈現於外表的變化。在西洋醫學立場上，這些症狀成爲決定病名的判斷材料。依其基本之判斷來加以治療。例如患者訴求容易疲勞、食慾不振、臉色不好、胃痛等狀況時，西洋醫學就會懷疑是胃潰瘍或胃癌，而開始做精密檢查。

但是中醫學方面，是診察那些症狀，在哪一條經絡裡產生一連串反應之症候群，或者診斷其狀態。像這樣的診斷模式稱爲「看證」。

以西洋醫學診斷，只說一句感冒了的情形，中醫學認爲，人的身體狀態、進行程度不同，其證也完全不同。要辨認寒證或熱證、傷寒病或熱症，不僅是感冒這種程度而已。一般寒症是臉色蒼白、唾液多、有下痢氣味、舌頭發白；而熱證是臉色通紅、口渴、便祕、舌頭粗糙等爲特徵。

身體狀況缺乏平衡、生理各機能降低時，就是「虛證」現象。亦即氣衰、臟腑經絡無元氣、對疾病的抵抗力減退、機能亢進、容易發燒發炎之「實證」狀態，以外觀看來有體力，但病邪滯留不去。

例如現在成爲熱門話題的花粉症，由於是肺之氣虛爲症狀，所以被稱爲「肺氣虛」。但同屬花粉症，身體經常疲勞、有足腰困倦、腳尖虛冷、易掉頭髮、重聽傾向的人，則多半是腎有問題。因此被診斷爲「腎虛」。當然，這也是因人而異的。

同時各種疾病當中，起先是急性發炎而出血時，可說是患部呈興奮狀態。稱爲「陽實」或「熱實」。在此場合先進行冷卻發燒狀態，和減輕發炎等二種處方。但即使以這樣的方式處理，使症狀開始緩和穩定下來，也不能視爲痊癒。如果身體仍覺不適、或症狀已有慢性化傾向時，就會判斷爲「陰虛症」，這時要改變藥方，做微妙的調整。

中醫學對疾病應對方式即爲如此。不能夠僅以最初診斷所進行之處方藥劑，而是在於降低症狀，有變化之下再持續投予。

以此角度來看中醫學，正確診斷出病人的症狀，才是最重要的。關於診斷，後面會有詳細解說，如望診、聞診、問診、切診等四種診斷法。不管任何一種診斷法，長久歷史所培養的診斷法，其正確度，成爲中醫學之最大特徵。

病變所呈現的位置不同，其證也不同。因此中醫學有稱爲表裡之用語。是身體的表面，就診斷爲「表證」，是體內有問題就診斷爲「裡證」。呈現於表面的表證，其具體的症狀是發燒、惡寒、頭痛等症狀，疾病更惡化時，就會轉移到裡側去，亦即轉移到內臟部位，就會出現胸腹疼痛、沒有食慾、便祕等症狀。

例如表寒裡熱、表熱裡寒等各種證的組合。把握病人的狀態診證，必須考慮如何恢復平衡、如何改善體質，和如何增加體力。在正確的判斷下，選擇針灸或投藥的方法。

可是如果治療方法不適合於證，會產生什麼問題呢？我本身就曾得到教訓。年輕時將自己當作實驗品。當時剛好流行感冒肆虐，身體發燙、喉嚨疼痛，這是最典型的「熱症」。可以判斷爲流行感冒、遭到熱邪侵犯的熱病。首先冷敷身體爲基本治療。初期的感冒是表證，所以處方「辛涼解表劑」的漢方藥服用。但是當時我卻突發奇想，想嘗試反治療法，於是再加上有附子的眞武湯。

這是與證完全相反性質的藥方，是對於惡寒、流鼻水屬「寒證」之傷寒病有效之溫熱型藥方。何況本來附子之主要成分，是一種稱爲烏頭鹼的劇藥，並不適用於表證，而是在疾病惡化爲裡症時所使用的藥方。當然其後果是不堪設想。

當天，我原本預定在一家大飯店演講，喝了眞武湯約一小時後，覺得本來就發熱的身體，更加發燙而忍受不了。聲音沙啞、身體難受疲憊不堪，於是將含有抗生物質之辛涼解表劑（荊芥連翹湯和桔梗、石膏等）合起來飲用，結果非常有效，而我的實驗也告結束。

可是其後，我仍毫不畏懼的反覆做這種實驗，有一次服藥後，睡到半夜突然產生激烈的心悸，於是趕緊起床服用反劑，才在滿身大汗中「救回一命」而鬆了一口氣。

亦即表示，因爲每個人體質不同，證就不同，因此有些漢方藥有效，有些卻不見效果。而其副作用與效果也各不相同。

【24】「四診」之診斷方法？望診、聞診、問診、切診

醫師要診察患者時，中醫學採用的是，其獨特的「四診」診斷方法。

身體內部之六臟六腑有異常時，就會呈現在身體的表面。醫生根據患者的各種表情、臉色、眼神、皮膚的狀態以及聲音等，可以用眼睛看到和可以去知覺之狀態，來診斷病人的病症，這就是中醫學之「四診」。

當然，西洋醫學也有傾聽患者的訴求，做爲診斷參考之「問診」。但是中醫學非常的細膩又多采多姿。有些中醫師，只聽到對方在電話裡的聲音，就能判斷哪個部位異常，和應該注意哪些事項。

我也是如此，最初面對患者時，不論是普通的診察，或綜合體檢，都用四診診察。下面詳細的說明何謂四診。

在『黃帝內經』中有記載，望診、聞診、問診、切診等四種診斷方法。

望診是用眼睛診斷患者的方法。依據患者的外表，臉色、舌頭、眼睛光芒、或

走路姿勢的特徵、視力有無減退等，判斷經絡之源的問題。並判斷是虛症或是實症。

聞診是和患者對談來診斷的方法。所謂對談之聞診，並不是依靠談話的內容來判斷，而是聽患者的聲音和聲音的特徵——是尖銳、低沉或沙啞——以此做爲判斷。同時將患者的氣味做爲診斷材料，也稱之聞診。

問診是詢問患者的自覺症狀，或詢問飲食生活、生活習慣等之方法。這是爲了把握臟腑、經絡異常的診斷法。其實西洋醫學也有相同的「問診」，但是經常聽患者說「醫生都不聆聽我們的話」。因此可以想像一般醫師比較不重視問診。

切診的「切」和「接」有相同的意義。是「接近、觸摸」之診斷方法。具體的說，脈搏之脈診、觸摸腹部之腹診，必須用指尖在皮膚的經絡上檢查有否「膨隆、緊張、壓痛」等之切經（經絡診）三種方法爲主。

依靠以上的四診，可獲得龐大的資訊量。外行人來看，好像是依靠直覺力診斷的方法，其實其中是很有道理，並且非常合理化的診斷方法。因此如果能更熟練，可以做出非常準確之診斷。

在具體的診斷中，所根據的就是五行說。其理論認爲森羅萬象的一切事物都可分爲木火土金水五種物質。依順序互相有所牽制，更能有互相協助之概念。人類的器官依木火土金水的順序是肝、心（心包）、脾、肺、腎。五腑則是膽、小腸（三焦）、胃、大腸、膀胱等。

前面說過，會產生五種感覺的感覺器官，也能排成五行來分類。依序如下，眼、鼻、口、舌、耳。不僅如此，色彩也能以五行來排列，依序是藍、紅、黃、白、黑。

除此之外，還有五音、五聲、五香等。其詳細省略不談。

至於望診，就是察看患者的臉色，假如臉色蒼白，就必須注意肝和膽。又由於眼睛和肝經有密切的關係，如果「最近眼睛突然惡化」或「眼睛容易疲勞」等情況就必須注意肝的問題了。

嘴巴周圍有異樣的傷口，或者口腔炎不易治癒時——就必須疑慮胃部有毛病了。這在西洋醫學也是做同樣的診斷。因爲在五行中，胃和嘴巴是互相對應，所以一面考慮這些問題，一面進行望診最重要。

而聞診是依照患者說話的聲音和態度，來掌握五音、五聲和五香。五音當中之角音，就是由牙齒內部發出「Ca」、「Ka」等強音之意。如果這類強音增多，說話聲音會比較凶悍，彷彿發怒一般。這種說話的態度，和木經的人性格相通。因此和肝經也有密切的關係。

中醫師進行問診時，不僅和西洋醫學在教科書上所寫的，觀察患者是否有發燒、食慾、大小便、呼吸、出血、暈眩、手腳冰冷等症狀。另外也依據其嗜好之五味（酸、苦、甜、辛、鹹）等五行說進行質問。當然這也是與六臟六腑、五臟五腑互相對應的。

由此看來，望診、聞診、問診是極合理化的方式。而切診亦是相同，並非古代人之妄想而已。

第四章　「中西醫結合的時代」

——兩種醫學之結合——解救現代人

「中西醫結合」之綜合體檢

【25】綜合體檢為何查不出疾病？

四十歲至五十歲的人突然猝死。所謂的猝死和過勞死，最近已成爲話題。而在這當中有人會說「某某人非常注意健康問題，爲何會如此呢？」或「每年都有接受公司安排的定期檢查，怎麼會這樣呢？」又或者「在綜合體檢找不出毛病」等等的說法，衆說紛紜。

壯年期猝死之因，是由癌症引起的例子不少。最近又有增加精神緊張、和所謂累積壓力，而成爲定時炸彈一般，到了某個時間就突然爆發了。

精神壓抑，特別會使血管，尤其使心臟的血管緊張，因此乍看之下，過著健康生活的人，其實正處於「狹心症」之前階段「前狹心症」的人非常多。

可是，很難掌握其資訊。由於平常不易表面化，待症狀出現於表面時，就「來不及了」，或已陷入深刻的狀況。因此在普遍綜合體檢時，容易變成漏網之魚。前面已反覆說明多次，的確是「沒有疾病，找不出毛病」的狀況。這就是西洋醫學之弱點。

那麼綜合體檢可否改變為其他方式呢？從疾病「發現機構」之狀態，更積極的改變為「預防機構」。這就是以中醫師的主張，所謂「治未病」一般的系統。由於有這種想法，我在五年前，就在我的診所裡採納了東洋醫學之診斷方法，做為綜合體檢。例如以肝臟來說明，西洋醫學是以 r（伽瑪）、GTP等的血液檢查為中心，如果檢查結果沒有反應，就不能採取下一步驟治療法。

中醫學就不同了，右脇下緊綳或感到稍微不適時，馬上會掌握為肝臟有病變之一種確實信號。因為這就是肝臟之經絡、肝經產生病變之典型信號。此時，即使「沒有疾病」也可採取「治療」和「養生」。

另外，中醫學還擁有並無將疾病看成一種局面來診斷，而是以一種流向之中來加以掌握。這在西洋醫學中，沒有具備之方法。例如膀胱經減弱，必然會在足腰、肩膀、頸部產生酸痛。如果肺經有病變，脾經也不太正常時，會有相乘作用，而以非常高機率的產生氣喘和花粉症。由於如此，經過診斷之後，具體的指導是「盡量食用含根的銀杏或蓮藕等食物，至於藥方是……」。

為了避免誤解，我順便要說明的是，在我診所所實施的「綜合體檢」。方法就是以中醫師的診斷方法，亦即以傳統方法和西洋醫學之綜合體檢結合起來的方式。

以中醫學的方法，即使知道胃有問題，也能淸楚判斷。但卻不能判定爲腫瘤。假如是腫瘤，那麼到底發生在胃的哪個部位呢？這就必須依靠胃鏡和X光才行。利用這樣的機器診斷，進行血液、尿液的檢查等，這正是達成「中西醫結合」之綜合體檢。可以說在疾病未發生之前的「身體異常」由中醫學的力量來發揮。

如果已產生症狀，能確實加以掌握，攻擊的就是西洋醫學了，中西醫結合就是使雙者都能將力量發揮出來。

我們曾經將接受兩方檢查的患者，約三百多例做成統計資料。結果發現兩者之判斷爲完全不同之次元。由於如此，令人切身感到，兩者除了可以加以彌補，更能使效果提高。

【26】中西醫結合之結果

高科技儀器與「四診」併用

在我的診所裡，不僅準備有X光、心電圖以及監視器。多半的ME診斷儀器也都齊備。掃描器（電腦斷層攝影裝置）以及MRI（核磁氣共鳴影像裝置）等高科技診斷儀器，只要醫院有空間，都會擴充設備。

至於這些近代醫學兵器，和前面介紹的「四診」，如何加以應用呢？例如覺得胃不舒服來醫院診斷的患者，首先以四診檢查。以接診把脈、檢查舌頭狀況。其後接受X光攝影，診斷其異常部位。當然，如果患者最近已到他院檢查過X光，也經過多次的詳細檢查，那麼在問診時，可依患者之要求，免去X光攝影，但高科技之檢查儀器，是必然要做之檢查，是不能省略的。例如頭痛難當，首先就需利用掃描——檢查腦部是否有異常。或者有慢性炎症性之症狀。因爲如果沒做檢查，有時容易遺漏掉致命性之疾病。

前述，中醫學對於物質性之診斷力，亦即以「人類機械論」時之診斷力較弱。其實中醫學也能診斷出各種疾病，機能有異常時，把脈就能察覺出來。可是如果胃部有潰瘍或患癌時，就無法加以發現了。像這般器質性，特別是微小的症狀，就很難確定。

也就是說，對於診斷之意義互相不同。西洋醫學是例如有腫瘤時可以發現——這即爲診斷目的，中醫學就不同了。並不是以發現腫瘤爲主要目的，而是要診斷出身體如何被侵犯，又會產生何種的變化。

當然治療法也不一樣。西洋醫學發現腫瘤就要去除。至於中醫學對於腫瘤之療法是，查出背後產生腫瘤之原因，只將根本原因除去，並沒有除掉腫瘤。其原因可能是人體免疫力降低，或者血液循環產生障礙，或神經緊張，亦或自律神經失調等原因所引起。換句話說，中醫學之療法，認爲有無將腫瘤去除並無所謂，只要治療其因，腫瘤就無法生存下去，由於如此，腫瘤就會自然消滅。

反之，沒有治療引起腫瘤的原因，只除掉腫瘤，雖然將結果排除，但原因仍存在。由於如此，可能會在另一個部位出現不同形態之疾病出來。

中醫學將形成於表面（容易發現的部位）的病症，稱爲「表證」，產生於內面（不易發現的部位）的病症稱爲「裡證」。沒有除去眞正的原因，疾病會從表面轉移至內部。這種情形常常發生。最後會造成心態不平衡，亦即心的疾病。如果到那種地步就很麻煩了。

以此角度來看，我先前所提到的「中醫學掌握特別病灶之力量，西洋醫學比不上」，到底意味著什麼呢？

假定A先生感覺胃部不舒服，其實可能十年後會變成胃癌（這只有上天知道），但是由於接受漢方藥的治療，在未發病之前，就將之排除了。可是以人類目前的知識是無法了解的。但在腫瘤未發生，以胃鏡也無法發現之前就已經痊癒。這即說明還未發現之前就已經治癒了。可惜的是這種記錄不能做成實績。

當然現在必須依靠手術處置的情形很多。在這種場合裡，中西醫結合要依靠現代醫學之最大武器是毋庸置疑的。

也可以說，手術是萬能的。但同時也必須積極的使免疫力提高。手術有時候也會造成壞的影響。爲什麼呢？因爲人之活體系、神經有關連之系統，有時候容易因手術而切掉。這種情形對於患者的身心會產生相當大的衝擊。並且對自然治癒力也會造成傷害。由於如此，接受手術反而會使病情惡化，因此手術之效用，也必須仔細做評估。

事實上，以往的胃潰瘍，馬上會以手術切除。可是最近如果不是很緊迫，有盡量不進行手術之傾向。在這部分，西洋醫學已經有採納中醫學之概念了。依某種角度來看，中西醫結合已經在進行當中了。這種情形也不限定於胃潰瘍。

「以前患肌瘤一定要切除」「癌症除了切除之外，還大量使用抗癌劑」，希望這些話會成爲過去，成爲過去的故事，而只是茶餘飯後的話題而已。

「原來還有更溫和的治療方法」相信這種情形以後會更頻繁的出現。我相信現在只是過度時期。以此角度看，「中西醫結合」所扮演的角色的確非常重要。

【27】疑難雜症，不易治癒的疾病，依靠「中西醫結合」治療？

過敏、慢性病、生藥可發揮力量

❶花粉症、鼻炎、氣喘、異位性皮膚炎、愛滋病——

花粉症、異位性鼻炎、氣喘以及異位性皮膚炎、慢性蕁麻疹等，現代過敏症之病患猶如百家爭鳴。

過敏症病患，是由於引起過敏原因（過敏原）進入人體中，引起的「抗原抗體反應」而發病。可是過敏原，例如杉木的花粉，從太古以來就存在於地球，狗、貓、塵蝨等亦同。

意味著並不是不斷的產生新的過敏原，使這些疾病增加，而是人類抵抗過敏原和免疫調整力已經越來越減退了。

其實在西洋醫學方面，在一九六〇年代，仍然相信「體質是不會改變的」。所以爲了治療而加以抑制過敏症狀，爲一般常識的做法。

可是近代改善體質已成爲對應過敏症的方法了。亦即加強免疫調整力之療法。

例如，嚴重的異位性皮膚炎，奇癢無比時，當然每個患者程度不一，但爲了抑制搔癢，先給予塗藥治療。漢方藥也有外塗的藥膏，但通常是給予西洋醫學的藥膏，一面給予外敷，一面使用生藥治療身體。

氣喘的場合亦同。爲了避免半夜陷入呼吸困難，造成嚴重的睡眠不足，所以要使用能抑制發作的西藥。那是因爲使用藥的害處（藥害、副作用）比不使用藥更無傷害之故。但同時也要有耐性的服用生藥來提升免疫力、改變體質。這就是對於現代過敏症病患有效之中西醫結合療法。

爲了對應癌症注重免疫力，而加以探索這種治療力量的方法，在第二章已經詳細說明，在此省略不談。

另外免疫力降低、以及身體異常，也是致病之因。「後天性免疫不全症候群」之愛滋病，也是免疫力不全所引起的現代病。

可是愛滋病被認爲是以一種毒性較弱的病毒爲感染重點。只是免疫障礙很堅固，所以感染率非常低。萬一遭到感染（成爲帶菌者），只要維持健全的免疫力，發病的機率並不高。

我最近多次訪問羅馬尼亞，由於布加勒斯特政府的醫療體制不齊全，而且當地罹患愛滋的孩子相當多。考慮感染愛滋的孩童，可否以中醫學來治療呢？現在正進行研究中，結果要等待將來才能分曉。可是根據我的想法，愛滋病菌可能無法消滅，但我有預感愛滋病症之「發病率確實會減少」。

❷慢性病可以結合中西醫治療

痰多，尤其早晨特別嚴重，這是慢性病患者典型之症狀——慢性支氣管炎。慢性支氣管炎，也被稱爲支氣管擴張症，是由於黴菌棲息在氣管，而化膿成爲痰。

氣管正常的狀態是，上皮細胞如纖毛狀的經常活動。有異物侵入時，就會加以排除。經常保持乾淨又濕潤、又有彈性之狀態。可是若是遭到病邪侵犯，或身體不適時，亦或抽菸過多，氣管機能就會減弱。

總而言之，身體免疫力降低，病邪就排不出去。最初的階段，上皮細胞會積極的想把病邪排出。因此會引起急性發炎，可是這種症狀若長久持續，上皮細胞會逐漸疲勞，喪失活力而開始萎縮。因此，正常狀態又厚又有彈性的氣管壁，纖毛會散散落落，或使氣管脹大。由於萎縮部分擴張而變成慢性病。

最後演變成難癒之症。依西醫療法，認爲既然有黴菌棲息，將之消滅就好。於是就投以抗生素。抗生素對於急性症狀的確有效。可是對於慢性病就只有短暫的效果了。因爲恢復力低，如果停止投與抗生素，症狀就會再出現。

的確，抗生素的藥效非常強烈，可比喻爲兩刃之劍。如果長期服用，對身體必有壞的影響。而且會產生抑制骨髓機能作用，使淋巴球減少。如此一來，會產生各種的負面症狀。在這種狀況下，就會減弱人類本來就擁有的免疫力。

根據病理學研究，是以培養池培養細菌，實驗抗生物質與細菌的效果。這種方法雖能了解細菌的效用如何，可是這種狀態下，會遺漏一個很重要的問題。因爲培養池非活體，因此，培養池中的抗生素不會有負作用。事實上，生病時所感染的病菌，並不是在培養池中，而是活生生在人體中。緣此，投予抗生素在實驗室裡不會產生的問題，發生在人體就不足爲奇了。

因爲怕發生這種問題，所以不能隨便使用抗生素，做地毯式的轟炸。可是只衡量情況給予少量，又不能將頑固的黴菌消滅，眞是令人進退維谷。

如果是急性支氣管炎，身體還有回復能力。所以靠抗生素，可以將十個黴菌消滅八個，其餘兩個可依靠自己的力量將其排除掉。

可是如果陷入慢性病中，抵抗力較弱。即使用抗牛素消滅黴菌，但自己卻沒有力量將剩餘的二個黴菌排除掉。於是二個黴菌又繁殖爲十個，變成惡性循環。由於服藥有副作用，會產生肝臟障礙、使冠狀動脈阻塞、白血球減少、喪失食慾等。

因此，還是將排除黴菌的力量復活起來最重要。這時沒有使用從天然物質中採取，容易被活體所吸收，轉變爲血肉的生藥，是無法發揮其功能的。

所以必須採納中西醫結合。一面使用抗生素攻擊病原菌，一面依靠生藥，以便恢復衰弱的體力與免疫力——兩面作戰。可是這時候最重要的是，像抗生素一般的西藥，以及生藥、漢方藥可以併用嗎？其實也不是那麼單純。

以中醫學的「藥證」而言，抗生素是寒熱中發揮寒的作用，因此所使用的生藥，也得與其搭配才行。

不僅抗生素，一般而言，以化學合成的藥劑，不易適合活體，所以必須慎重使用。提高內分泌機能的副腎皮質賀爾蒙，也和抗生素一樣的情形，的確效果優異。可是如果持續服用，會阻礙其他機能，也不得不慎。因此慎重使用，並且和能保護病體的生藥併用，才是最理想的。

【28】西藥和漢方藥使用之區分法？

攻擊病灶、提高免疫力

趁著談到抗生素話題之際，對於「藥品」我們也來做詳細的探討。

地球上的物質，細分化爲分子、原子、電子、離子等水平後，一切都變成相同。因此也有人說：化學合成的藥和自然生成的藥，其藥效並無兩樣。但是這樣的說法，其實已經造成誤解。

對於每一種成分做爲焦點來探討，可說都相同。以化學合成的A分子和生藥有效成分的A分子，的確都一樣。可是以生藥來說，除了A分子之外，還有好幾萬之複合物。其每一種成分，有的有正面作用、有的會造成負面作用、有的則是屬於中性物質。可是那些成分，在自然界中已經很巧妙的維持平衡。

假如有一位急症病患，極端缺乏A物質時，就先補給A是燃眉之急。在此狀態下，化學物質的A成分，和生藥的A成分可能就有相同的效果。以效果來看，純粹的化學物質A，可能比生藥更有效。

但實際上人類之疾病，並非那麼單純。即使缺乏A成分，但是活體的機能在缺乏成分之下，還是能勉強維持生存機能狀態。但如果突然多量補給A成分，有時勉強維持也不是很理想。說不定會崩潰於另一個方向。

可是給予生藥就不同了。由於生藥給予的是複合物質，配合每個階段和各種狀態下，我們的活體會一面選擇所需要的成分加以吸收。假如先積極的吸收A成分，但如果稍微產生異樣時，生藥中的另一種要素，就會加以彌補中和而保持平衡。像這般微妙的保持平衡，使衰弱的身體能選擇所需要的成分物質。

因此要使用生藥時，不能期待其有急效。慢慢使之生效，是中醫學的醫療態度。可是另一方面，有時也會造成來不及的狀態。這時就必須借用西洋醫學的力量了。例如心臟停止給予電擊，或者直接將腎上腺素注入心臟，採用緊急救治才行。如果是急性感染症之傳染病，所謂外邪非常強烈時，就必須投予特別的化學藥物。當然必須手術時，也是依靠相同的方法。

激烈發燒、照攝X光、在肺部發現有黑影子，這種疾病是大葉性肺炎。這時必須趕快進行抗生素點滴，這是屬於西洋醫學的治療領域。

可是依據中醫學的藥性來說，抗生素是屬於強寒的物質，直接注射，顯然會使肺經產生異變。同時也會給予其他器官產生不良的影響，由於如此，使用抗生素時最好和能矯正肺經異變、提高免疫力的生藥一起服用。

另外也有給予心肌梗塞患者，使停下的脈搏復活爲目的，自古以來聞名的生脈散，以生藥做靜脈注射。這時所用的是漢方藥，但卻藉用西洋醫學的手法來治療。而且也要同時給予強心劑作用的冠血管擴張劑，以及抗血液凝固劑。

這些例子都應該配合個別場合，不能一概而論。但一般來說急性和外傷病患，西洋醫學的診斷和治療，還是比較有效。

過去也曾經說明多次，必須提高身體免疫力時，可以使用生藥。這兩者若能適當區分使用來治療，就是中西醫結合治療的目的。

幸好中、西醫能夠截長補短。骨折、有外傷、赫尼亞的場合，或者必須驅逐威猛霍亂菌之外邪時，中醫學較不擅長，這時必須利用外科處置，或使用抗生素這種西洋醫學強力之武器。反之，對應慢性病和免疫力問題，西洋醫學比較棘手，但對中醫學來說，卻是擅長之部門。

因此，中醫學、西洋醫學應以各別擅長之領域來治療病人最爲重要。由於如此，必須反省並無交流之過去，而使雙方的特色能夠明確化，並將互相之長處結合起來。思考各種疾病及各種病人，實施最有效的診療。

【29】漢方藥空前的熱潮值得嗎？

錯誤的「中西醫併用」

社會上，地位崇高者生病時，大都請西洋醫學之權威當主治醫師。但聽說有些人，還是覺得不安，於是邀請中國大陸的名醫一起來進行會診。

這樣的例子，看似「中西醫結合」，但其實並非如此。也許這種情況，可以說是「中西醫併用」，但卻不能用「結合」二字。這點必須清楚劃分。

假定第一把交椅的西洋醫學權威和中醫學精華，各別進行治療。可是因各別的藥劑會影響對方的藥效而喪失效果。又假定在有所生效之下，卻不解其生效之因，而持續給予抗生藥劑，如果這樣，不論是給予針灸或牛藥，來提高體質或增強體力，都是徒勞無功。漢方藥在社會上被人刮目相看，越來越有名氣，固然值得慶幸，可是如前例之事實，也時有所聞。

常聽到這樣的事。感冒時，給予有抗生性質的感冒藥，但因抗生素會傷害胃，所以就另外再給予漢方胃腸藥，以漢方藥來保護胃腸。但風邪之證，服用完全無關之漢方胃腸藥，或相反的對風邪之證有影響力之西藥抗生素。忽視漢方藥之處方，當然就無法達成治療目標了。

充分掌握現代醫學與中醫學之特徵，以兩者獲得相乘效果之處置方法，才能期待有更顯著的效果出來。

由於漢方藥受到社會風潮之影響，日本厚生省終於決定漢方藥適用於健康保險，並且西醫也能開中藥處方。但這種受歡迎的方式值得慶幸嗎？

因為這種場合，被認可的只是「漢方藥治療」，並非「漢方治療」。同時給予西醫教育漢方醫學的機構，事實上並不存在。這麼一來就好比畫龍不點睛，造佛不予魂一般的徒呼負負了。

本來漢方藥必須適合患者之證才有效。並非只配合病名和症狀就能處方。生藥必須適合證，才能期待藥效，不管藥品的包裝盒上，有多麼詳盡的說明書，但並不是對任何人均能適用，這就是漢方藥的一大特徵。

現在漢方藥掀起一股熱潮而盛行。其一是因為「沒有副作用」所造成之魅力。沒有副作用，同時也能適用於健保，因此醫院處方漢方藥，毫不吝惜的，如雨後春筍般出現。但這卻反而造成了問題，雖然漢方藥並無副作用，但其條件是「正確使用」和「證不能有錯誤」。因此如果錯誤使用，當然也會產生副作用。

小柴胡湯對肝炎有效，是有名的藥方。所以被診斷爲「慢性肝炎」時，就一窩蜂的處方小柴胡湯，成爲一般常識。可是……有患者訴求說「沒有改善」，也有人說「肝炎有更惡化的傾向」，更有人提出有副作用的報告出來。後來因停止投予小柴胡湯，才恢復健康。以上這些情形，可說是「只看病」而「不看病人」爲主因。雖然使用漢方藥，但只不過是按西洋醫學的手法去實行而已。

【30】「東西」「中西」越來越接近嗎？
現在才需要「中西醫結合」

在中西醫結合之下，在對應病人之前，應該注意的事有二種。

首先要了解「病人」。依靠證來把握病人的體質、體力、和身體狀況。這點必須依靠中醫學之望診、聞診、問診、切診等四診，可說非常有效。診察病人的心、包括身體全部的樣子，才能決定醫療適當的方針和方向。

接下來要了解「疾病」。必須了解被病邪侵犯之病灶與病原體。在這種場合，無法比得上依靠化學的、物理的、電氣性的，或者電子學之手段做檢查和診斷了。現代醫學的確擁有令人驚異的力量。

掌握病人、發現疾病之後，就開始進行治療的階段。在此，應該展開中醫學與西洋醫學之二面作戰了。

我們回歸基本來談。治療疾病的是醫師，可是被治癒的患者，祈禱能治癒的病人，不論有什麼學說、有什麼新藥、有什麼尖端的治療法，不管有多少醫生，基本上與患者均無關。以病人的立場來說，心中想「用什麼方法都無所謂，能治癒就好」。其願望只是如此而已。可是如果醫者只是想炫耀、想在學會稱霸，或者朝向成功未卜的新療法挑戰，對病人而言，只是徒增困惑而已。

西洋醫學可比喻爲高性能之顯微鏡，只是拚命的尋找疾病的原因。然後毫不猶豫的加以除去。

可是另一方面，中醫學（東方醫學）爲了要調整身體和精神上的異常，或者想矯正衰弱的部位與偏向的部位，而擴大其視野，所以好比廣角鏡一般。

蟲之眼、鳥之目，兩者看法雖各不相同，可是其治療疾病的目的相同，都是爲了使病患恢復健康。雖然邁向的道路不同，但我希望能夠殊途同歸。

事實上中、西醫學已經越來越接近了。尤其被稱爲現代病之領域裡，兩者已相當接近。從另一個角度看，兩者若不加以合作，就無法克服新疾病的出現。

第二部——實踐事例研究

以「中西醫結合」治療，以「五行」做自我診斷

第五章 以中西醫結合治療現代病
——慢性病、疑難雜症之治療

1 以中西醫結合對應酸痛

腰痛、肩膀酸痛、神經痛

患腰痛的人非常多。想想看就知道這是極爲當然之道理。可以說從人類站立步行後，就成爲一種宿命性的煩惱。

以二隻腳站立之姿，對於骨盆後部之腰椎會增加負擔。由於長久以來不自然的姿勢，所造成的障礙是無可避免的。

何況現代，住在都會的人們。不常走路，只依靠車子、電梯或電扶梯，已經慢慢陷入運動不足。加上過度攝取熱量造成肥胖體質。又整天坐在辦公室，可說長時間被迫維持不自然之姿。並且又必須接受各種無名壓力之侵犯。

有人說，終其一生沒有腰痛經驗的人，僅僅只有百分之二、三而已。

而肩膀酸痛和腰痛相似，是身體之一種異變。

以前因工作過度而造成肩膀酸痛的人很多，可以說是屬於老人之專利。可是現代人多半是精神壓力大、運動不足為因而引起肩膀酸痛。

本來患者大多數是年輕力強的上班族，或職業女性，但現在已逐漸擴大至中、小學生了。在都市生活的人，要找出沒有自覺肩膀酸痛的人，可說微乎其微。

除此之外，加上辦公自動化，必然會增加按鍵操作，因此訴求「手臂痛」、肩膀嚴重酸痛、頭痛、頸肌痛、或引起腱鞘炎等一連串之神經痛，可以說是現代人煩惱之特徵。

腰痛、肩膀酸痛，或被稱為神經痛之症狀，在西洋醫學方面，不僅已看成正式的病名，同時以西洋醫學的觀點而言，是「不易找出病因之疾病症候群」。

即使有X光照攝，但因找不到器質病因，所以醫生只能判斷說「是年齡所造成之因，不用擔心，很快就會痊癒」。可以說是很難對應之疾病。

雖然這麼說，但患者本人卻有很清楚的自覺症狀，其痛苦是令人難以忍受的。

像這般患者與醫生之間都難以對應的腰痛、肩膀酸痛、神經痛等症狀，希望能依靠中西醫結合來加以治療。

【腰　痛】

❶骨折和赫尼亞

診斷腰痛時，首先，我先照X光片子來判斷。檢查是否骨折或骨頭變形，這是很容易發現的。以前依靠X光攝影無法發現的軟部組織異常等症狀，最近可利用核磁氣之共鳴作用「MRI診斷裝置」進行發現。今後有關檢查、診斷技術方面，仍然可期待其進步。必然能依靠新方法來發現原因，並且決定治療之手法。

如果是器質異常原因所引起的腰痛，爲排除原因，以整形外科的立場加以處置。以目前而言，西洋醫學較有效的代表症例爲骨折。以前骨折必須依靠夾板裝著或牽引固定。可是最近都在整形外科進行手術，裝著骨折部位固位的方法。

另一種以西洋醫學治療較有效的是椎間板赫尼亞。

人類的脊椎，是由椎體與椎體堆積起來之形態。在椎體之間，椎間板擔任緩衝板之作用。椎間板內部有稱爲「髓核」之果凍狀物質。被囊狀袋所包裝起來。如果袋子破裂就會由內部露出來，接觸到神經，疼痛異常，這即爲赫尼亞。

輕度赫尼亞，只要保持安靜，就能恢復到不會影響日常生活的狀態。並且利用牽引、穿著調整「睡衣」。不久就能完全治癒了。

在醫學教科書記載，普通腰痛，先給予保存療法。保存療法意味著安靜、濕布、內服之消炎鎮痛劑、紅外線等之溫熱治療，以及找模型牽引。有時遮斷、有時進行局部麻醉、遮斷神經、做止痛治療。但是有時候採取任何一種療法都不能根治。而且如果長期注射或服藥，又容易引起副作用。因此赫尼亞很難治療時，就必須考慮外科手術了。

手術是否是最好的治療方法呢?常常令人感到迷惑。有時衰弱的身體，還擁有自然治癒力，手術能治療好目前罹患的赫尼亞，可是不了解囊袋破裂的原因。因此無法治療其因，無法做根本的解決。

A先生約一個月前，因激烈的腰痛，來大學醫院診察。可是在X光片並無發現異常（一般赫尼亞在X光片上能發現，但有時候無法發現）。血液檢查以及痛風、風濕反應都沒有問題，因此被診斷爲閃腰，而投予藥物。

可是卻完全沒有得到改善，於是改至針灸治療院治療。但還是沒有進展。於是經過朋友的介紹來到我的醫院。

我嘗試以針治療，但扎針後，疼痛短暫消失，數小時後又再發作起來……。

本來針療法，和一般鎮痛劑不同，不僅有抑制疼痛、鎮痛的效果，同時也能舒緩肌肉的緊張。促進血液循環之治癒效果。但雖然有鎮痛效果，卻無治癒跡象，於是我懷疑其可能另有病因。經過精密檢查發現，有中等程度腰椎椎間板之赫尼亞。

因此開始進行保持安靜、牽引、通常整形外科之赫尼亞療法。但也繼續併用針療法。結果A先生很快就康復了。亦即這是一面加強自然恢復力，一面矯正器質異常之療法。

依此例，令人切身感到針灸治療也非萬能。必須適合其症最重要。並不是所有的疾病都能依靠針灸療法。因此和西洋醫學診療一起施行併用，才會有倍增效果。

❷脊椎分離症、脊椎滑脫症

硬性的骨頭周圍，是被柔性的肌肉和腱包裹著。

被肌肉和腱包圍著的脊椎和腰椎，據說能負荷三百～五百公斤之重量。可是如果沒有肌肉和腱的保護，骨頭連三十公斤都無法負荷，甚至而且容易斷掉。

換句話說，只要維持肌肉的健康，即使骨頭稍有異變，仍然可過著日常的生活。中醫學最注重的就是這一點。

在有關骨頭症狀方面，有所謂的脊椎分離症、脊椎滑脫症等病症。椎體（背骨）間關節突起部分分離，稱爲脊椎分離症。由於有分離症狀，因此脊椎骨會滑脫至前方或後方。這種狀態稱爲脊椎滑脫症。

產生分離或滑脫之椎體，多半是第五腰椎和第三、四腰椎所引起，也是造成腰痛的原因。遇此情形，如果稍微長時間站立或持續步行，腰部就會有沉重感。不久就有鈍痛感、腳會越來越麻痺，或者越來越疼痛。

這時候照X光，會發現椎體間有分離現象。

一般而言，腰痛之矯正方法有好幾種。最普遍的就是整形外科之牽引術。這是以機械性來治療的方法。當然使用這種方法痊癒的人也很多。可是西醫是以「不注意病人、注意疾病」爲特徵。因而有時西洋醫學會失效，甚至使疼痛更加劇。

現在以更單純化的形態說明如下：

有一種症狀是，依據X光發現有赫尼亞，但本身無自覺症狀。可是也有依X光攝影，並無發現脊椎有任何異常，但患者卻訴求自覺症狀之疼痛。

這種情形，西洋醫學會認爲有赫尼亞的人是異常的，所以判斷爲「不健康」。

但是對於沒有訴求疼痛的人，認爲是「無異常」「不嚴重」或「可能是心理作用」。其實，我們非常期待整形外科做更仔細的檢查。可是目前西洋醫學仍找不到更妥切的手段。

現在有一種治療方法稱爲按摩療法，是歐美所創。是爲了矯正骨頭，注重身體平衡機能，想接近矯正方式之方法。這個概念和中醫學非常相近。

另外還有一種稱爲「整體」按摩法之指壓法。並不是像按摩法那般，而是依據指壓或按摩，以一種西式按摩療法（Chiropractic）來矯正骨頭，保持肌肉的平衡，調整身體的方法。因此整體療法可說比一般的按摩療法，更接近中醫學的構想。

我經常使用的方法，是日本自古以來就很盛行，利用柔術做矯正脊椎的療法。因爲沒有正式的名稱，所以稱爲「柔矯正」。柔矯正是使局部周圍肌肉鬆弛，將前後、左右之異常，矯正至正確的方向。

柔矯正是以肌肉的力量，推動椎體爲目的。順著自然之治療法。因此必須很精細、很有耐性、很柔順來施術。能使肌肉鬆弛、強化肌肉力量，依靠肌肉的功能來治療骨頭滑脫。因此有許多不須手術而治癒的例子。將柔矯正、針治療結合起來治療、對脊椎分離症、脊椎滑脫症特別能發揮效果。

❸閃腰、壓抑性腰痛

不是以不自然之姿，使盡力氣地做工作，只是一不小心突然腰痛難當，就是閃腰。根據西洋傳說，他們將閃腰稱爲「女巫之刺激」。因爲患者均是「莫名奇妙」的產生症狀。

典型的例子就是，看起來有強魄肌肉質的體格，正值壯年幹勁十足的上班族，聽說他只是伸手想拿桌旁的報紙，轉身刹那一陣刺痛襲來而得症。我使用望、聞、問、切四診在診療室診察非常痛苦的他。診療結果我告訴他：

「B先生，你最近是否容易疲勞、對於工作或其他事無法集中精神、眼睛模糊常流眼淚，可能連性慾方面也衰退了吧！」

連精力衰退也被指摘出的B先生，露出很訝異的表情看著我。以中醫學之診斷，B先生的肝功能也減弱了。當然以西洋醫學觀點，他也有肝臟機能降低的傾向，但是中醫學所說的肝經，還總括性的支配著感情。肝的經絡有異常，就會顯現出肝氣鬱結之證。陷入這種狀態後，夜裡難以入眠、情緒鬱悶、容易發脾氣等等。

其原因是壓抑，可說是精神緊張所造成。如果無法排除發洩這些壓抑，心窩後側的肌肉會一直很緊張。

俯臥時就能明確的發現，第九～十胸椎附近的一方會隆高起來。肌肉的緊張（收縮）喪失平衡。由於喪失平衡背骨會產生異常現象。因此在疲勞時，只是一些小動作，就會傷到腰部，而且也容易發生閃腰。

此時，感到腰部比往常凝重。長時間的坐姿，背部會緊繃，也會伴隨肩膀酸痛等症狀。如果到醫院訴求，大部分會診斷爲「慢性疲勞」。肌肉不平衡是無法診斷出來的。事實上，照攝X光診察脊椎之變異，因爲太微細，所以幾年被忽視掉而很難發現。

因此，才會發生「無任何理由之閃腰」而感到莫名其妙的事情。閃腰可以說只是該發生而發生而已。對於B先生的症狀，我很有耐心的採用柔矯正和針治療法。另外，又給予肝促進滯留之氣能通暢之柴胡劑。

約二個月後腰痛消失，手也能碰到腳尖了。

B先生很高興的對我說：「我能盡情努力工作，同時性方面也恢復活力了。」

俗稱閃腰之急性腰痛，在中國最古老的醫學經典『黃帝內經』已有記載。並且說明了盡量遠離病灶，有效果的經穴刺激治療之「遠導刺」療法。

因爲直接刺激痛的部位反而會惡化。所以如果病灶在身體上方，就取下方穴道，病灶在下方就取上方穴道等，治療點要遠離患部之方法。閃腰時，取足首之崑崙、膝裡之委中穴治療有效。

對於局部注射麻醉藥、敷用濕布之西洋醫學治療法，有時反而會造成反效果。

❹老年人之腰痛

如前述，如果發現骨頭有異常，可以考慮對於局部治療有卓效之整形外科。但還是有些失敗的例子。

這種類之腰痛，依靠整形外科的矯正，未必是理想之手段。但是將變形性腰椎症視爲年齡所造成而放棄治療也是錯誤的。

駝背的老年人，照X光時發現骨頭嚴重的彎曲，所以老人訴求「腰痛」時，在整形外科所進行的說明是這樣的——因擔任緩衝板作用之椎間板功能衰退，而以彌補的形態成爲軟骨。因其軟骨突出，接觸到由脊髓延伸出來之神經而引起激烈的疼痛。所以變形特別嚴重時，必須進行手術，將突出之軟骨削去。如果不進行手術，而採用幾個星期之牽引，一直躺在病床的結果，老人就會成爲癱瘓了。

老年人骨頭彎曲，是經過幾十年長久歲月慢慢進行而變形。但在幾個月前才突然感到疼痛，到了某一天產生急性痛症，在無法忍受之下才來接受治療，這是一般的情況。

應該注意的是，其以前雖然是駝背，但在漫長歲月過程中，並沒有感到自覺疼痛。不疼痛之因是因爲對應慢慢在進行，骨頭變形時，包圍骨頭之肌肉會加以對應。於是勉勉強強保持平衡。可是這種平衡會因受到某些原因而喪失。所以才會在三個月前開始感覺疼痛。

即然如此，就以恢復三個月前不疼痛之狀態爲優先。如果牽強加以矯正，或將骨頭削去，會因骨頭已經老化，而產生嚴重病變。因此對於骨頭異常時，不須加以處理，只要恢復肌肉平衡才是重點。

先給予服用止痛之消炎鎮痛劑也不對，因爲老年人之變形腰椎症，與其說是炎症，毋寧說是長年累積腰痛所引起。因此，這時候先依靠針治療來消除疼痛。以針療法緩和疼痛的同時，不僅可強化肌肉、恢復肌肉力量，可說是「治療效果」最適當的治療法。同時柔按摩，一面可調節平衡，一面可依靠生藥活性化衰弱的細胞，再慢慢強化肌肉。

並非要將骨頭矯正爲本來的姿態。也許治療結果，彎曲的骨頭多少會被矯正，可是治療目的在於恢復還未發生疼痛之前的狀態。

簡言之，脊椎骨是否有彎曲，其基本個性和生活習慣都有關係。因此不管有無彎曲，即使有彎曲，也曾經有一段時期並不在乎。可是從某段時期以來感到疼痛，表示身體已失去平衡。但是骨頭雖然彎曲，人體卻能使機能充分發揮，所以能夠調整平衡狀態。

已經處於長年彎曲狀態，如果牽強的想矯正成挺直，反而會更嚴重。換言之，會使人體變得不正常。

例如七十歲老人腰和脊椎彎曲，和十歲孩童的彎曲，其意義就大不相同。十歲的孩童還會繼續成長，具有成長武器。可是七十歲的老人卻已無具備任何條件，所以如果加以矯正反而不自然。

五歲至十歲的孩童，隨著成長能再恢復挺直，調整恢復挺直狀態，就能矯正其彎曲程度。可是對應大人時，只要能調整恢復平衡即可。由於如此，彎曲多少會有改善。如果到了某程度，無法再進一步改善時，就應該自然停止治療。

然而西洋醫學對應的方法，是彎曲太嚴重時，爲了加以矯正，會替患者裝上鐵絲等類之物，其實也不是很正確的做法。人的身體並不是矯正爲直挺挺就好，即使變挺直了，但不能運動、不能發揮機能也就沒有意義了。即使不能成爲典型的模式，可是其本人身體可以平衡就好了。

老人駝背也是如此，視其本人生活習慣，對應方法自然會改變。如果沒有自覺症狀，只要能過著健康的老年生活，稍微駝背也無所謂。

❺內臓引起的腰痛

一位四十多歲的C先生到診所來看病，其訴求是「由於過度勞累，終於傷害到腰部了」，他是在營業課前線奮鬥的商界人士。聽說背負著重任到海外赴任，業務忙得不可開交，當然應酬喝酒的機會也很多。

據說這幾年來腰痛越來越厲害。但都以消炎鎮痛成藥或市售濕布加以對應。於是我馬上爲他進行X光照攝及血液檢查。沒有骨頭異常整形外科性的症狀，但是卻呈現胃弱之證出來。問診時說「經常感到胃不舒服，而且反覆有下痢、和便祕」，終於查出其因了，他患腰痛的元凶是胃弱。

由於胃功能減弱，如果還在服用消炎鎮痛劑就會更形惡化，雖然說消炎劑能暫時消除腫痛，但以其胃的狀況，恐怕會一直惡化下去。

身體某部位發生疼痛時，應先懷疑是否因內臟異常所造成。這種例子經常見到。因胃下垂而背部疼痛、或慢性下痢和便祕引起的腰痛，或婦科毛病伴隨腰痛的病例相當多。

內臟的異常不會直接增加腰部的負擔，可是一般來說肌肉均以自律神經爲仲介，所以會強烈受到內臟的影響。

例如慢性腸胃障礙，透過脊髓會給予頸部、腰部的肌肉產生異常的刺激。使肌肉喪失適當的緊張和平衡，而減弱肌肉的力量。即使無自覺症狀，或者感覺很微弱，可是時間一長，會減弱腰部的肌肉，而造成閃腰、赫尼亞、脊椎滑脫症等，乍看與內臟無關，其實是腰痛的導火線。

經常腰部、頸部疼痛的人，有合併慢性下痢、便祕或軟便的傾向，在此處方慢性腸胃障礙有效果之漢方藥，活性化胃腸，另外再以針治療抑制腰和頸部，就是中醫學所主張並實踐的「針灸外攻、生藥內攻」。

另外，因內臟之因而引起的腰痛所做的治療，比治療其他腰痛更耗費時間，由於內外兼攻可以根本治療，因此最少必須耗費三個月以上，這點必須有心理準備。

【肩膀酸痛】

❶腰部造成的肩膀酸痛

人類的腰和頸部，都是依靠脊椎軟部組織所支撐，才能自由的活動。但另一方面這部分也容易引起故障。

腰脊，特別是骨盆，是人體最重要的部位。此處若有異常，好像坐上輪軸彎曲的車輛。腰椎異常或彎曲，容易波及人體各部位。

本來下半身，亦即腳部，是可以自由走動的部位，腰部有異常時可以自己調節。即使走路姿勢稍微不自然，也還能維持平衡。

可是上半身就不同了，特別是有結實肌肉保護著的背部和肋骨，所以不能自由活動，因此不易造成異常或彎曲。可是另一方面和腰部相同，能自由活動的頸椎容易發生障礙。

即使腰部本身不痛，但通過背部，在頸部會產生酸痛感出來。如果如同基軸的腰部附近產生異常，以背部中間第九根胸椎的肝兪爲中心，在翹翹板平衡原理之下，上端頸部周圍會產生異常。

三十七歲的D先生就是其例。有一天，D先生突然發生頸部不能向側面和向後轉。起先以爲是落枕造成，可是三、五天後仍然未見改善，所以到整形外科去治療。開始使用X光、CT掃描（斷層攝影），另外又做各種檢查，期能查出原因。同時使用消炎鎮痛劑、肌肉弛緩劑也都無效。

只是接受按摩之後，會稍感舒服而已，就這樣過了半年。其間也住過院。直至被介紹到我的醫院時，頸部已不能轉動，而且肩膀、背部也異常酸痛。

進一步檢查後，發現腰部的關節已經移動至側邊，造成骨盆歪斜。聽其本人說年輕時喜歡運動，腰部曾經受到強烈的撞擊，這時才恍然大悟「哦！原因在此」。

孩童時期從盪秋千跌下來，或騎自行車跌倒撞到腰部的人，在長大成人後才呈現出肩膀酸痛的例子不少。骶骨關節部分和骨盆傾斜或骶骨歪斜等，都是造成肩膀酸痛的原因。而D先生雖是因頸部不能轉動爲啓端，但是情形也是相同的。

頸後俗稱「頸窩」，附近有風池和天柱二個穴道，這和肝經有關。可是D先生的狀態，也有感情不安定所造成之肝氣鬱結證。

因此，勸D先生停服過去所使用之藥品，而給予促進肝氣通暢的生藥柴胡加龍骨牡蠣湯。感情調整劑（Tofranil）等，另外也併用脊椎矯正的針治療。經過十天後，D先生完全恢復，高高興興的回家去了。

❷頸肩腕症候群引起之酸痛

近年來有稱爲「四十肩、五十腰」之症狀出現。這就是所謂的頸肩腕症候群爲主因的肩膀酸痛最典型的例子。這和前述老年人變形性腰椎症類似。

人們的身體，過了二十五歲之後確實會開始老化。可以說一天天慢慢的進行老化。經過長久歲月之後，到了四十歲至五十歲時的某天，突然感到肩膀酸痛、手臂麻痺，這時才自覺自己已漸漸老化。

經過診斷後才知道頸部附近的椎間變窄，或產生變形性之軟骨突出而壓迫到神經所造成。

這種情形，一般的治療法是讓椎間伸直，使用牽引頸部的方法，可是因爲年老機能降低，如果沒有考慮到這點，只是使局部機械性的變化，當然得不到改善。

西洋醫學之療法，是給與循環改善劑，或肌肉弛緩劑。當然這些藥劑可期待某程度的效果。但其藥效會波及全身，所以對健康部分也可能造成不良影響。

中醫學療法是在天柱、風池、肩井、曲池、合谷、肩中俞等穴道針灸，由於中醫學的療法能夠使細胞活性化，只要能使氣血流通就可減輕症狀。

然後再給予可溫熱異常部位使之發汗之辛溫解表劑，或投予促進上半身的頭、頸、肩、手臂血液循環的漢方藥葛根湯與二求湯。

❸因血壓和内臓異常所引起的肩膀酸痛

與腰痛相同，有胃下垂和腦髓膜炎、腎臟病等疾病時，很容易伴隨肩膀酸痛。如果是膽囊或肝臟有異常時右肩會酸痛，胰臟有問題是左肩口，心臟有毛病是左肩口酸痛。因此若常有一邊肩膀嚴重酸痛時，就必須疑慮因内臟異常所造成。

但更多見的是因血壓所造成之肩膀酸痛。其因果關係還未明確發現，但卻是發出腦血管系有異常之信號。

如果突然覺得肩膀酸痛，先量血壓，一般人均認爲因是「血壓高」的狀態。但平常低血壓的人，如果突然血壓升高，雖然是屬於正常範圍，但也是稱爲「高血壓症」。因爲問題在於血壓變化所造成。

血壓變化所造成身體的異變，呈現爲證，已經表面化出來了。

既然如此，是否能依靠治療肩膀酸痛，而得到控制血壓的效果呢？其實體內的臟腑和體表的穴道是以經絡互相聯繫的，所以可以得到控制效果。但是高血壓所造成的肩膀酸痛，只限於西醫的降壓劑能發揮威力。降壓劑確實有降低血壓的效力，隨著血壓降低，肩膀酸痛也會消失。

可是服用降壓劑的人，會擔心有副作用，所以我要投予降壓劑時，也併用漢方藥。這時候所處方的降壓劑可以減少至三分之一，這樣對身體就不會有太大的壓力。同時對手的合谷和腳的足三里穴道施針灸治療，也能使血壓降低。

❹因精神不平衡所引起的肩膀酸痛

有時腰痛和肩膀酸痛，都是肝經的自覺症狀。

「肝」之機能性作用，和人們之情感有密切的關係。經常精神會緊張煩躁，以及壓力過大的生活，常常會造成腰痛和肩膀酸痛之導火線，理由在此。與此相反，做太細微的工作，而使肩膀酸痛，或負荷加重時，心情會煩躁、易怒。

肝又被認爲和眼睛有關，眼睛之重要穴道，是前面說的，在頸窩裡的風池穴和天柱穴。所以肩膀酸痛、眼睛會疲勞，即使得到充分的睡眠，睡醒時也不會覺得舒服。另外，例如長時間看電視，眼睛會疲勞、肩膀也會酸痛。最近肩膀酸痛的孩子有急增的現象，也是這種原因所造成的樣子。

但是肩膀酸痛也不能過於輕忽。因爲到最後會使感情（心）異常，造成鬱病和精神官能症。容易引起一種精神異常的狀態。

正在準備升學考試中，因肩膀、頸部酸痛、頭沉重感，所以功課進展不順、心情不好、容易發怒的一位高中二年級的學生，被媽媽帶著來到我的診所。

聽說肩膀嚴重的酸痛，所以頸部激烈轉動而發出咔、咔的聲音，後來成爲一種習慣。於是馬上給予治療。

由於年輕以針治療，來醫院三次後就痊癒了。

後來，如果感到疲勞就來扎針，回家時就很舒服。

針治療重點之一，在於調整身體的平衡，由於運動不足、精神緊張，又集中使用眼睛，容易引起肩膀酸痛症狀。應考生如此，而喜好打毛衣的家庭主婦，在熱衷於纖細的指尖工作，肩膀、手臂肌肉之間，也容易產生不平衡，而引起肩膀酸痛。

所謂肩膀酸痛，就是氣血鬱滯的狀態。因此需要順著經絡扎針，促進氣血流通，調整爲平衡狀態。氣血暢通、情緒穩定，心才能安定。

對於酸痛、氣血滯留、針治療最有效。

由於情緒煩躁無法控制，更惡化時就會引起「自律神經失調症」。嚴重的肩膀酸痛、全身倦怠、不安感、失眠等症狀，服用精神安定劑後，頭昏昏的，在大白天仍然昏昏欲睡——陷入惡性循環。

對於這些領域，針灸、漢方藥是最有效的症例。

【神經痛】

❶按鍵者之煩惱——肋間神經痛和腱鞘炎

有些年輕女性去看診，診斷結果被告知為「肋間神經痛」而大吃一驚。所謂「○○神經痛」的表現方式，應該是屬於老人的專利，年輕女性也是這樣的想法。的確神經痛多見於老年人，但是近年來神經痛也成為年輕人常見之疾病。

低年齡化神經痛，最具代表性的就是手臂疼痛。由於辦公室自動化，按鍵者手臂神經痛有急增的傾向。聽說一天好幾個小時做按鍵工作的，職業女性相當多，當然眼睛也會受到影響。又因壓力而誘發肩膀酸痛，多半的人最後會引起腱鞘炎，因手臂疼痛而困擾。

初期是「運動痛」的階段，所以保持安靜或做局部注射，就可減輕疼痛。可是患者若無恢復能力時，注射鎭痛劑反而會傷害身體。在反覆的治療中，會轉移爲腱鞘炎，到了這個程度就很難治療了。

在這期間，若繼續服用鎭痛劑或注射消炎劑，會產生胃腸障礙之副作用。日常生活上也是因手臂疼痛，幾乎無法從事工作，有時夜晚會因手腳麻痺和虛冷感而驚醒過來。最困擾的例子是自律神經失調和精神不安定，如果沒有處理好，可能會成爲終身之症。

避免陷入這種慘狀，最好的方法是換工作。但其實並不容易，因此經常會因手腳麻痺和虛冷而煩惱。這是屬於知覺障礙的一種，但如果陷入這種狀態之後，針灸治療也沒什麼效果。

服務於銀行電腦中心當接線生八個月的E小姐，經常手臂疼痛，也有麻痺現象。早晨起床張開手指會疼痛，同時又困倦又有沉重感。這是典型的前臂神經痛症狀，E小姐以此訴求來醫院診察。由於手臂疼痛引起肩膀酸痛，另外也爲牙齒疼痛而煩惱。

這些症例在普通醫院，被指定至整形外科部門治療，而給予止痛劑和溫濕布處置。以局部麻醉劑遮斷神經，或者在局部注射類固醇。但是如果患者沒有體力（恢復力）時，對於衰弱的部位注射，或者給予神經麻醉治療，只會傷害身體而已。遇此情況，最重要的是使細胞活性化。

做工作、打麻將也是如此，長時間一直維持固定姿勢、集中精神之下，交感神經功能會衰退。中醫學把這種症狀視爲「氣之鬱滯」痛因。在這階段使用針灸刺激穴道，可促進氣之流通，迅速得到效果。但如果症狀慢性化，會使細胞機能降低，陷入「血和水之鬱滯」，所以應及早接受針灸治療。

E小姐因已成爲慢性化症狀，所以我要求她請假二十天，每隔一天施行針灸治療。同時因血管神經遭到損害所引起的血液循環障礙而手腳冰冷。所以投予溫補利水劑之附子，或末梢循環改善劑之桂枝加朮附湯，不久之後手指麻痺症狀消失，完全恢復健康。

❷給予熱衷高爾夫球者有效之療法

有些年富力強的上班族男士，對於按鍵工作會產生過敏。所以總是拜託女同事去做，就不會產生手臂酸痛了。但是主管級的諸位先生，也不能太過放心，因爲他每個月也有二、三次去打高爾夫球。

平常只拿筆寫字和看文件而已，但打高爾夫球時，卻必須拿沉重的高爾夫球桿用力揮動，因此有手臂、肩膀、頸部之疼痛，也是極爲當然的事。

只是輕度之神經痛，休息一會兒就會痊癒。可是日本人連打高爾夫球都會過度認眞。對於產生的一些疼痛，只看成運動痛而加以忽視，忍耐又熱衷於其嗜好中。打高爾夫球時，有時打不到球，用力敲到地面時，手肘和肩膀會引起激烈的疼痛。卻又將這種疼痛視爲光榮之負傷，仍然努力的練習……。

繼續如此，恐怕有一天會重蹈父親心肌梗塞之覆轍，擔心有心臟病的上班族F先生來醫院求診。據說左胸部附近，只要稍微動一下，就會有刺激性的疼痛，咳嗽、呼吸時也會疼痛。

依據觸診，以手壓在其左胸肋骨上方，F先生疼痛得幾乎要跳起來。我仔細診察才發現其左手手指頭，比右手白得多。看到這種情形，找問F先生說：「你打高爾夫球嗎？」

其實檢查心電圖和血壓都無任何異樣，心臟也很正常。可是由於過度的高爾夫球運動，而罹患了肋間神經痛。

開始打高爾夫球三個月至一年的人，患這種類型的肋間神經痛不少。因爲從開始學會後，這個時期是最熱衷的時期。尤其普通人，到了中年才突然去練習高爾夫，當然會疲勞過度。同時打高爾夫球也有其特徵性。

通常運動主要使用右手臂比較多，左右兩方同時會活動身體。可是高爾夫球是以左手運動，身體只移動一種方向。多次移動一個方向，對於初學者，其負擔是在左胸附近。

輕度症狀在於適當的穴道進行注射或以針治療即可。因爲如果體力旺盛，很快就能痊癒，有時也會自然治癒。

但若產生肋間肌肉炎（肌纖維損傷）或肋骨的龜裂骨折，問題就麻煩了。以一位資深打高爾夫球的G先生爲例，照X光並無異常，但觸模其腋下有硬瘤。原來是肌肉發炎所引起之內出血。肋間產生囊腫「Cyst」。由於如此，只能依靠西洋醫學之外科手術加以切除外，別無他法。

雖然F先生以針治療來治療，可是以G先生的病症，卻必須以西洋醫學來診治。

❸後腦部引起之神經痛

突然活動頸部，或長時間吹風，有時候後腦部會產生急性疼痛，這種症狀稱爲「後腦部神經痛」。由於支配後腦部的知覺神經疲乏，而呈現出疼痛的症狀。因爲其疼痛部位在頭部，所以會錯覺爲頭痛，有此情形應聯想到蛛網膜下出血，但也不必杞人憂天。

依據我治療H先生的例子如下，檢查血壓、或拍攝頸椎X光片子，都沒有發現異常。但指壓後腦部頸窩之風池穴時，其人產生極度的疼痛。據其形容，彷彿後腦部突被毆打般的劇痛。

由於如此，便在風池穴進行局部麻醉，以及注射維他命。這種例子普通要注入二～三c.c.才會見效，但H先生僅注入〇・五c.c.，一次就痊癒了。

患者本人身體強壯有體力是主因，但我感到這個例子是中西醫結合之成果，因此留下很深刻的印象。

只是短暫性後腦部神經痛，只要在局部注射麻醉劑一～二次就能改善。可是還無法痊癒，必須再考慮其他療法。尤其會伴隨肩膀、頸部酸痛和肌肉性頭痛等之

「頸肩臂症候群」之特殊疼痛，還是利用中醫學之智慧來治療比較好。

由於疲勞而使身體喪失平衡，首先會以肩膀酸痛爲出發點。從頸部僵硬，發展到後腦部頭痛的人不少。嚴重時前額部的眼睛內部也會疼痛。有時也會覺得噁心。到此狀況，只注射一些鎮痛劑也徒勞無功。

本來肩部、頸部、後腦部、眼睛內部，是以一條膀胱經所連接。以個別部門做治療的西洋醫學，是無法想像的情形。但若反覆順著膀胱經扎針治療，有一天一連串的自覺症狀都突然消失了，因此而雀躍不已的患者不少。

❹外行人切勿任意判斷坐骨神經痛

幾乎支配下肢全部重要之神經，稱爲「坐骨神經」。從腰椎以及骶骨爲出發點，然後會合於臀部，從大腿後方下降至腳尖的神經路線。

身體向前彎時，從屁股附近到膝蓋後方到腳，會有緊繃感，但不會產生激烈疼痛時，恐怕就是坐骨神經痛了。

因爲運動不足引起的酸痛，或單純的坐骨神經痛，只需扎針二～三次就能痊癒。可是若有特別原因引起之坐骨神經痛，就沒那麼簡單治癒了。因爲有時候惡性腫瘤，也會產生同樣的症狀。

因此，若出現和坐骨神經痛相似之症狀時，先到整形外科去診斷，必須接受的是X光風濕反應檢查，以及痛風時血中會增加之尿酸，或因骨頭破壞而增加之磷酸酶值、血沉等之血液檢查。椎間板和赫尼亞，以及重大疾病，都是經過這樣的檢查而發現的。

但實際上，腰椎或骶骨等腰部附近有異常，而引起的坐骨神經痛的例子不少。依X光檢查就可檢查出來。

坐骨神經痛，是因爲虛冷或疲勞、或天氣變化等所引起。首先是隱隱作痛，尤其做些拉緊神經的運動，就會激烈疼痛。

要站立時突然大叫「唉唷」，或中腰姿勢、或下樓梯時激烈疼痛，或開車時有疼痛感。嚴重時，連保持安靜也會疼痛，並伴隨痲痺感。

但是若能正確被判斷爲坐骨神經痛時，使用針灸非常有效。

坐骨神經所通過的路線和膀胱經的經絡相同，爲了使氣血暢通，要做扎針治療。解除其神經系肌肉之緊張，緩和疼痛即可。同時投予有消炎鎮痛效果的芍藥甘草湯。如此適切的處置後，很快就能痊癒。

❺鞭打症

鞭打症（頸椎扭傷）是和汽車社會現象不可分離的症狀。是由社會問題化之交通事故所引起的病症。所以可說是現代化社會最具象徵的症例。也是應該中、西醫兩方力量結合對應最好的例子。

發生交通事故後，當然西醫要先上場，不僅是治療外傷而已，還要進行各種檢查和診斷。發現頸部軟骨組織有損傷時，皮下組織會有流血、浮腫、熱、膨脹、疼痛等之發炎現象。在此階段，保持安靜和給予抗炎症治療是不可或缺的。

爲了保持安靜，必須使用大家熟悉的「被伽」加以固定。一面保持安靜，一面給予安定劑、肌肉弛緩劑、消炎劑等藥劑。

按照順序進行治療是西洋醫學之通例。可是這種治療也有問題。西醫療法中，只能積極將異常浮腫的局部除去，但有關於藥物，則至今尚未發現。

可是中藥方之活血化瘀劑等藥劑，能迅速吸收出血、除去鬱結、浮腫，並有促進循環之作用。在此階段的確有嘗試的價值。

至於事故後之發炎，經過一段時間後就會消失。接著中醫學就要登場了。

「一個月前坐車被追撞，照攝X光腦波並無異常而辦理出院。但頸部僵硬得頭昏、心悸、失眠，同時最近手也感到麻痺……」這是I先生來訴求之例。

診察結果，並無發現眼睛有嚴重浮腫。但有血液循環障礙，另外也發現肝氣鬱結而造成自律神經失調。

遇到交通事故，離不開訴訟之困擾。同時遭到他人追撞比自己發生事故更嚴重。因此會呈現出自律神經失調症，而產生頸部、肩膀疼痛和酸痛。

所謂自律神經，可以說是和當人沒有關係之身體自律神經。當我們入睡時，自律神經會使心臟、胃腸和其他器官活動。調節血液循環、調整賀爾蒙。假定要裝死，而使心臟停止跳動，自律神經會自動調整，是不可能裝死的。

自律神經有交感神經和副交感神經二種。交感神經具有使感情興奮的功能，但對內臟會產生壓抑的作用。例如遭遇危險時，神經會敏銳起來，心臟功能也會亢奮。但卻會減弱胃腸之血液循環。

可是另一方面之副交感神經功能，會促進胃腸功能活潑化，和促進血液循環，使之溫和起來。在一般的狀態下，這兩種功能會保持平衡。以主張陰陽雙面的中醫學來說，即爲保持中庸之道。

但如果喪失了平衡，就會造成自律神經失調症。內臟功能會減退，而引起血行不良、手腳冰冷、肌肉緊張，造成肩膀酸痛、虛冷、胃擴張（胃遲緩）和胃下垂。即使保持安靜仍會心悸，還會引起賀爾蒙失調，尤其是女性會引起過敏現象。

治療自律神經失調症，中醫學最適合。因爲中醫學經常綜合性的對應人的身體，保持中庸之道。

無論是針灸或漢方藥，必然會發揮二樣性（雙面性）之結構。例如說要治療高血壓和低血壓，針灸的穴道，幾乎在同一個部位。依靠同一個穴道，卻能促進正常化作用。

西洋醫學之治療法，是將有異常的部位個別掌握，進行治療或投予藥物。如果心臟有異常，就處方循環器系的藥劑，腸胃功能變異，就處方消化器系的藥劑等。這時候，對於腸胃和心臟之間，可能擁有的相互關係作用都被忽視掉，可說完全不加以考慮。同時對應血壓時，是注重血壓應上升呢？還是下降呢？只是以單面性來思考而已。

只是單方面作用，西醫的投藥與治療比較強力，同時效果也比較顯著。但由於藥效過度強烈，容易造成身體其他部分之影響。可是西洋醫學卻不太加以關心。但是我所談的問題，並非要主張中西醫哪一方較好?而是在哪種場合、哪種症狀，使用哪種療法比較妥切的一種概念。

鞭打症初期，需要抗生素，或以西醫擅長之手術。自律神經失調之後，例如以I先生爲例，給予消除肝氣鬱結的生藥，同時依據以針治療活性化局部比較好。

2　過敏症病患和中西醫結合

二十年前已經預測之療法

每年初春，花粉症總會成爲社會的熱門話題。除了季節性花粉症之外，隨時會發作的過敏性鼻炎以及氣喘等，都是呼吸器官過敏病患之代表。

另外，同屬於過敏症之異位性皮膚炎、慢性蕁麻疹等也不可忽視。

其實在二十多前我就擔心過敏症患者會越來越增加，可以說當時我已看到前兆。當時我服務於間中醫院。由於已有相當組織之「經絡」測定，結果發現現代人肺之經絡，都有減弱的傾向。

皮膚和肺——依據西洋醫學，乍看之下好像兩者沒什麼關係。可是其實皮膚和肺的經絡是連接在一起的，因此把兩者看成有連帶關係，就是中醫學的常識。由於肺的狀態有所變化，身體表面會產生濕疹，或者消失的情形。

各位在高中上生物課時，可能聽過「外胚葉」這個名詞。生命發生不久之卵子，據說有二層或三層的細胞層，亦即胚葉所造成。依順序胚葉從外側算起，有外胚葉、中胚葉和內胚葉。其實皮膚和肺都屬於外胚葉。

其實呼吸是由肺部所支配。可是皮膚也有呼吸作用，由於嚴重燙傷、皮膚無法呼吸而喪失生命之例時有所聞。皮膚和肺，兩者乍看之下彷彿沒有關係，古代的人能發現兩者有共通性質，這樣的智慧令人佩服。

一九七〇年我正進行經絡測定作業。起先耗費整天的時間，和妻子二人每隔二小時就測定一次。

自古流傳一句話「流注針法」。經絡有其特質，例如早上腎的經絡比較活絡化等等。十二經絡每隔二小時交替一次，趁著活絡的經脈而活潑起來。以西醫的觀點而言，是副腎皮質功能、賀爾蒙、或自律神經比較旺盛之意。但自古以來中國醫學就已發現這種功能，而以獨特之名稱加以表達出來。

但是當時能相信這種說法的人，只是少數人而已。經絡的測定就是要印證古人之說法，而結果也證實出來了。同時也獲得產生興趣之間中先生的協助。實驗作業規模頗大，包括健康者，以好幾百人做對象，一天二十四小時不分晝夜進行經絡測定。當時我確信現代人肺的經絡已經逐漸減弱。而我首先想到的是公害和大氣污染問題已很嚴重。

因爲人們所居住的環境，有逐漸變化引起「肺氣虛」的傾向。既然肺氣虛有增加的傾向，順著肺經之肺、氣管、鼻子、皮膚會呈現出過敏的症狀來。當時我曾經猜測最早出現的會是「鼻炎」，因爲最容易罹患，想不到卻讓我不幸言中。

一九七〇年尚未有花粉症這個名稱，也還未成爲社會的問題，同時異位性皮膚炎仍名不見經傳。

提高免疫力

爲何人的體質會變化呢？我覺得必須了解其因，才能獲得進行今後改善體質之線索。前面說過，我首先想到的是地球環境的污染問題。

接下來是生活的變化。尤其飲食生活是最大的改變，令人覺得比環境更直接的改變了我們的體質。例如食品添加物之濫用。

例如在食品添加物使用遽增之前，一九六〇年代前半年，日本人幾乎沒有患癌症之報告，尤其是小腸癌。但是現在包括大腸、直腸、小腸等一般的癌症相當多。同時腸與肺之關係，中醫學自古以來就掌握為「表裡」關係。不管如何，人的生活力、抵抗力和免疫力都已相當減弱。由於如此，過去不曾發生過的過敏症，各種過敏症的病患急遽增加。

既然如此，我希望能夠改善人們的體質、增強免疫調整力，而能對抗越來越惡化之環境條件。除此之外，我確信中西醫結合必然會指示一條更有效的道路出來。

中醫學將一日之各時段、季節、以及其他外在之條件所引起的疾病稱為「氣之病」。例如初春之花粉症，喝酒引起的皮膚發癢，天候溫暖時會出現的異位性皮膚炎，或者「蕁麻疹」等均是「氣之病」。

反之，經常性產生異位性皮膚炎、全身長濕疹不能痊癒等症狀，就不能稱做「氣之病」，而應視為「血之病」。當然，疾病如果能在「氣」的階段，就採取好的對策是最理想的，千萬勿以症狀輕微而加以忽視。

類似「氣之病」「血之病」的表達方法，另外還有「表證」和「裡證」的說法。所謂表證是疾病以眼睛看得到的狀況表現出來。現在的過敏病患均屬於這一類，有時候以藥物攻擊就會消失。但有時候必須經過世代，將人的體質改變後，症狀才會消失。

可是如果自以爲過敏症已經消滅，那又太樂觀了。如果問題的根源被解決，而使症狀消除那當然最好，但外在要因（大氣污染和食品公害）仍然未被改善的話，問題就更嚴重了。所以事實上解釋疾病更惡化，疾病更在進行，才合乎現實。以中醫學的構想做解釋，則是從眼睛看得到的階段（表證）轉移至眼睛看不到的階段（裡證）。所謂裡，即爲內臟內部。當然在此狀態下，診療就更形困難了。

過敏症亦是如此。本來鼻病是屬於皮膚的問題，還算是輕症，但是如果經過氣管，侵犯到肺部或其他臟器，問題就比較嚴重了。

應該在更早的階段裡，將過去人類沒有體驗過的，因環境變化所造成的疾病，努力克服才好。

在西洋醫學界裡，擁有強力作用的抗過敏藥劑，正在被開發中。可是那些藥劑如果長期服用，其副作用令人擔心。加上奇癢無比的異位性皮膚炎發作時，有時候不得不使用添加副腎皮質賀爾蒙之藥劑，但仍然無法得到根本治療，藥量也無法減少。

以西洋藥劑抑制症狀，同時讓中醫學提高免疫力，加強抵抗力，如此的中西醫結合療法，才是最根本的方法。

【呼吸器系的過敏症】

❶花粉症

早上睡醒之刹那間，鼻子就開始發癢，噴嚏打個不停，不久眼睛也發癢，淚流不止。

這就是花粉症之典型症狀。初春、颳強風的日子，據說是從遠方吹來的杉花粉所引起的。可是自古以來就存在的杉花粉，突然有一天被指摘爲「你就是引起過敏的元凶與過敏原」，可能杉花粉也感到迷惑才對。因此，與其說杉花粉是過敏原因，毋寧說是人體之抵抗力減弱才是原因。

可是過去被認爲是季節性感染症的花粉症，現在正逐漸轉變爲周年型（有一整年都出現症狀，每隔幾年再反覆一次）的學說出現。事實上，像那樣的症例已有人提出報告，但目前整年訴求有症狀的人，並非稱爲過敏鼻炎的「氣之病」，而是區別爲「血之病」「水之病」的疾病。

無論是花粉也好，過敏性鼻炎也好，其原因都是肺之陽氣降低的「肺氣虛」所造成。所謂陽氣，好比使呼吸的水分蒸發，變成能量的蒸氣機關一般。由於這種氣之不足，水分會變成鼻水和淚水流出來。

因此，可投予有補肺氣作用的漢方藥小青龍湯。除此之外，還要使用能夠使表體溫暖的麻黃附子細辛湯。同時針治療對表證之病亦有效果，如果和漢方藥併用，效果會更加提高。

仔細觀察花粉症患者，脾臟有障礙的相當多。脾臟是屬於消化器系，擁有吸收能力，和將所吸收之物質分布於全身系統。其分散之系統，如果沒有順利發揮功能，體液就會積存在一個地方，這時候必須努力強化脾臟的力量才行。

爲何脾臟功能會減弱呢？胃不好是主因。因此若有喝酒、抽煙、睡前吃消夜等不良生活習慣，花粉症是治不好的。同時漢方藥是屬於生藥，其構成水平和食物構成分是一樣的。一方面服用「補（實）」藥飲，一方面吃「瀉、虛）」食物，身體當然無法保持平衡。

像這般，中醫學能夠再進一步的考慮到平常的生活習慣，所以才能做根本治療，所以可以說比一般人的想法更積極的療法。

一般來說，對應花粉症的漢方藥非常有效。根據資料統計顯示，調查患過敏性鼻炎二三一例中，特別有效的占三四．九%，有效的占三九．七%，稍微有效的占十四%，總計八八．六%。

❷過敏性鼻炎

整年流鼻水、打噴嚏、淚流不止的過敏性鼻炎，在身體不好時特別容易發作。引起這種過敏的過敏原，是包括花粉、狗、貓之毛髮、塵埃（家塵）、家虱等各種物質。而有時候食物也會成爲其動機。因爲各人體質不同，所以一切物質均能夠成爲過敏原。

那麼應該如何對應呢?西醫傳統療法是，找出過敏原，然後禁止攝取。但以中醫學的觀點來看，認爲這是過於消極保守的做法，如此一來過敏的人就糟糕了。

另外一種是增加免疫力的方法。西洋醫學是製造微弱的抗原來注射疫苗。彷佛是疫苗的要領，這種被稱爲「減感作療法」之免疫療法雖然有效，可是對其過敏原有效，可是對其他過敏則無效。從這個角度來看，不能成爲過敏性鼻炎之特效藥。以提高免疫性的層面來看，觀察整個身體，矯正體質，身體狀況失調之療法更能發揮。因爲中醫學本來就是重視體質之醫學。

會出現過敏性鼻炎症狀的人，都是體液之代謝不良。如果代謝不良，身體某部位必然會產生異變。因此先補陽氣治療異變，促進體液代謝最重要。

季節型花粉症，多半都是陷入肺氣虛的人容易罹患。可是如果整年會產生過敏性鼻炎症狀，則多半是「腎」和「脾」也有虛證。

容易疲勞、足腰困倦、足部虛冷、掉頭髮、聽力減弱，這種狀態即爲「腎虛」。

食物滯留胃中，食慾不振、糞便柔軟，或氣力、體力衰退的人屬「脾虛」。這時候如果看西醫，會被診斷爲消化能力降低，然後被定名「胃蠕動遲緩」或「胃下垂」。

不管是腎虛或脾虛，其異常會招致肺經之障礙而引起過敏症狀。

治療方式就是給予滋補脾虛的漢方藥，肺之陽氣的漢方藥，以及併用使表體溫暖的漢方藥。

過敏性鼻炎初期，呈現的症狀與感冒症狀相同，因此容易判斷錯誤。醫生處方之感冒藥，含有抗組胺劑，所以服用後會短暫感到症狀似乎減輕。但若初期症狀（表證）持續一週以上，就必須疑慮是過敏性鼻炎了。

連續服用抗組胺劑，絕對無法根本治療。以中醫學來說，可能會使其更惡化。如果感冒更惡化，必然會有發燒、咳嗽、下痢等症狀出現，所以容易區分出來。

❸氣喘和小兒氣喘

過敏症病患最嚴重的就是氣喘。

由於分泌物太多，使氣管變窄，空氣通過狹窄處，胸部會覺得被阻塞住一般非常的痛苦。如果幼兒出現這種症狀，大人看了於心不忍。可是最痛苦的還是本人，因此如果處理不當，對孩子的一生會造成很大的陰影。

原因是先天的遺傳因子所造成的體質問題。可是雖然如此，但勿以「既是先天已無法改善」而悲觀。因爲體質是可以改變的呀！

中醫學和東洋醫學，一開始站在體質是可以改變的觀點上。然而西洋醫學長久以來則是主張體質是不易改變的。然而最近其觀念已經有些改變，認爲體質或許可以改變。

至於西洋醫學為抑制過敏性反應，投予抗過敏性藥劑，這種藥物是強迫性的將其過敏反應加以遮斷，結果造成分泌物粘著性增加，有使狹窄的氣管變得更窄的可能。因此，現在已不單獨給予抗過敏藥劑，而是併用支氣管擴張劑，因為依據藥物所擁有的線維素溶解劑作用，可使分泌物較為稀釋。

可是抗過敏藥劑，只能緩和發作時的症狀而已，無法做到根本的治療。加上支氣管擴張劑會給予心臟負擔而減弱體力。以前並無疑慮因氣喘而致命。可是最近因氣喘死亡的例子增加了，其因可能為藥物的副作用所影響。當然一方面可能是大氣污染惡化，另一方面是氣喘本身也越來越嚴重了。

前述過敏性鼻炎中已有說明，依據中醫學之解釋，氣喘分為肺障礙（肺氣虛），消化吸收力減弱脾虛，以及腎功能降低、腎虛，還有肝氣鬱結肝有障礙等四個種類。

除此之外，小兒氣喘被認為是情緒問題，亦即心因性要素非常強烈。其實這和脾臟也有關連。大人也是，遇到不愉快時，會喪失食慾、使消化力、吸收力都衰退。因為脾和「心情」有密切的關係，而使氣管功能減弱。

了解這種內容之下，可以處方適合患者之證的漢方藥。

以九歲男孩J爲例，首先用可溫肺促進水分排出有效果的小青龍湯。另外觸摸有關脾之穴道，感覺疼痛時，同時也要給予強化脾臟力量的生藥。結果服用三個月後，就沒有再發作。治療肺和脾之後，連心臟也獲得改善了。據說比以前更活潑更活躍。孩子自然治癒力之強烈令人讚佩！

孩子同時還擁有大人所不具備的「成長」力量。所以一般來說，正在成長期，而身體攝入化學藥品是不對的。不僅不能成爲血和肉，反而因藥品而傷害了身體。

至於孩童對於針療法的效果，比大人好得多。年紀越小效果更高。但是在社會上彷彿擁有「對孩童扎針太過分了」的先入爲主觀念。但我們有小兒專用的針，所以當父母的人，對孩子之針治療法，應更深入了解。

❹異位性皮膚炎

成人如果患濕疹時也會令人厭煩。不僅會厭煩，肝氣鬱結之氣也會滯留下來，精神無法安定，也會消耗很多的體力。

如果是孩童，情形就更嚴重了，尤其是所謂的異位性皮膚炎。過去不曾發生過的皮膚炎，近年來有增加的傾向，因而造成孩童嚴重的壓力。

有時候異位性皮膚炎，在初期稱爲乳幼兒濕疹的狀態就痊癒了。但是如果在二、三歲時發作，眞正的症狀就出現了。

在頸部、臉部、耳後、手肘、膝蓋裡側、腹部、鼠蹊部等，身體較細嫩的地方產生濕疹。起先只是突現幾顆濕疹，不久就紅腫起來，激烈的癢而搔癢至滲出血來，同時也有不潔感。慢性化後，患部會硬化顯得粗糙。到了十二～十五歲之成長期，有大半的人會自然痊癒。但最近直至成人還不能痊癒的例子越來越多。

其原因是遺傳的體質，再加上外在的刺激而成爲濕疹。至於外部的刺激，像大豆、牛乳、蛋等食物都成了過敏源，可是這些食物，對孩子的成長有很大的幫助，是良質食品卻又不能不吃。

其實造成異位性皮膚炎，不僅是食物而已。因此還是無法找出眞正的元凶。

可是最令人困擾的是，異位性皮膚炎容易合併爲氣喘和過敏性鼻炎。尤其和氣喘甚至有表裡關係。例如夏季氣喘沒有發作，可是卻又爲異位性皮膚炎而苦惱。到了濕疹消失的秋季，又爲氣喘所苦。

這是依據前述之例即可證實。因爲肺和皮膚的根本是同屬外胚葉性。氣喘、異位性皮膚炎，都是外胚葉爲起因之疾病。

目前西醫還未找到異位性皮膚炎的根本治療法。僅僅使用類固醇賀爾蒙軟膏，稍微有效而已。如果沒有持續使用的話，效果很快就消失。但若是持續使用，會隨著症狀之慢性化，皮膚會硬化如象皮一般，有難掩之瑕疵。

這種症狀中醫學解釋爲肺經與脾經減弱之象。類似感冒所侵犯的狀態一般。由於如此，爲了將這種現象排除，可投予解表劑系之生藥和止癢之藥劑，也有塗敷漢方藥膏。可是中西醫結合之療法，所使用的藥膏爲抗組胺劑和類固醇賀爾蒙之類藥品。所以不僅只給予處方漢方藥，還會指導攝取和生藥同水平，如以開花的植物萃取物將之液體化的補助食品、或綠色蔬菜。因爲如果一面服用虛之藥，再一面攝取寒之食就功虧一簣，毫無意義了。

如果自己的孩子是異位性皮膚炎的話，父母均會不捨，於是西醫、中醫，急病亂投醫。雖然孩子本人對於發癢之痛苦不能忍受，但絕對不能太心急，尤其爲醫生者，必須包括連根本的生活指導都加以照顧的心態來對應才行。

其實醫生方面的態度，對於花粉症、過敏性鼻炎、小兒氣喘、過敏性病患，都必須相同的對待。而病人方面應該坦誠接受醫師的指導連續半年或一年以上。

3　內臟的疾病和中西醫療法之結合

西醫擅長之疾病與中醫擅長之疾病

一提到內臟的疾病，包括胃、心臟、肝臟、胰臟、腎臟等多種。其中緊急時，也有必須手術之重症。乍看之下是「急性」重症，先接受西醫療法。如果已經慢性化，則有由中醫治療之傾向。在本書二、三項目中也做如此表示。

但在此要告訴各位的是，所謂「急性」「慢性」的概念，是屬於西醫的想法。中醫學並無存在這種說法。

中醫學是診察疾病呈現之症狀，亦即證。前面已說過，彷彿會上升一般，所謂輕度之證稱爲「陽」。而沉重會下降之氣視爲「陰」證。因此身體機能降低狀態爲「虛」證。而生理機能亢進、容易發炎、發燒之象稱爲「實」證。

至於西醫所稱呼的「急性」，中醫學視爲「陽之實」。和「慢性」則稱爲「陰之虛」，兩者彷彿相對應一般，其實並非如此。

以西醫的觀點來看，疾病的發生和病變的狀況，是急性或慢性這個問題有很大的差距，也成爲診斷時之基準。可是中醫學卻著重證——陽或陰、熱或寒、表或裡、實與虛之經絡狀況爲何等，才是必須重視的問題。

當然「急性」和「陽實」、或「慢性」和「陰虛」是相對應的場合不少。但其性質卻不同。

例如腸閉塞是屬於裡證。可是西醫視爲急性症狀。所謂裡證通常意味著慢性化。表證爲初期症狀（急性），因此概念上還是有些差距。

漢方藥不會因急性或慢性而改變處方。而是依患者之證，從多數的藥劑中，選出適當者再加以處方。漢方藥其實並無急性用、慢性用之分。

現在以內臟疾病之患者爲對象，來判斷中、西醫療哪一種比較適合呢？或者在掌握雙方長、短處之下，配合狀況而做詳細的判斷外，我想別無他法了。

爲何胃潰瘍不需手術切除

以前如果診斷爲胃潰瘍就即刻手術，這已成爲一般常識。可是最近胃潰瘍之特效藥已被開發，不用切除胃，也能將胃潰瘍治好。在西醫領域裡新出現之藥劑，其實都是以自律神經系產生作用之藥劑。

有人形容「胃是神經之塊」。我們吃驚時會形容爲「胃差一點飛出來」。操心時「胃會痛」。這都是因自律神經（副交感神經）緊張、血液循環不良爲導火線，所引起的神經系之胃潰瘍。據說現代人之胃潰瘍多半屬於神經性。

前些時候，我在進行手術時，必然會切除潰瘍的部分，但與此相反，只將那部位的神經切掉，而不去接觸潰瘍部分的例子不少，表示胃和神經有密切的關係。

最近對應胃潰瘍，不再進行手術之因，是因爲能解除這部分神經之緊張的藥劑已被開發。但在中醫學的領域裡，屬於這種藥早就已經有了。假如中西醫結合療法，能更早實施，就不必爲開發新藥而耗費那麼多時間和龐大的人力。但無論如何，胃潰瘍不用再切除，可以解釋西醫和中醫又更靠近了一步。

雖然胃潰瘍服藥即能治療。但是感覺胃部快要破裂之胃穿孔，一般還是要進行手術才行。和膽結石發作、或胰臟發炎而胰臟快溶解相同，均是屬於急症。

可是嚴格說起來，並非因急性才要手術，而是爲了「緊急治療」才進行手術的表現方法比較適當。因爲無論胃穿孔也好、膽結石、胰臟炎也好，如果沒那麼緊急，可依靠生藥來加以慢慢治療。

但是使用中醫學治療時，不僅耗費時日，而且欠缺確實性。可是聽到「依靠手術可迅速確實醫治」的家族意向，或患者之社會立場之下，指摘「爲何漢方藥一直無法治好呢？」面對責難，常使院方陷入非常困擾的狀況。

所以包括胃穿孔、腸閉塞、膽管形成結石、使膽汁不流通，或隨伴尿毒症之腎機能不全、嚴重之心肌梗塞等，需要血液之支流的場合，或者肝癌等，在現階段，被認爲進行手術「確實能迅速治療」。

可是以胃潰瘍之例，今後不必手術，而依靠藥劑治療之症例，可能會越來越增加。對漢方藥之藥效重新檢討，使之更進展，或使「中西醫結合」構想更進一步，那麼，溫和的治療法會更普遍化才對。

但有一個令人擔心的問題產生。那就是有關生藥和漢方藥的使用方法。

因此，服藥時還是需要專家處方。

可是問題在於藥局所出售，一般大衆藥劑。西藥是由藥房販售，和醫生所使用的藥品類似，所以並無問題。因爲西藥是以藥劑對應病名，所以除了使用種類不同的疾病之外，不可能發生問題。

可是漢方藥的情況就不同了。因爲要看「病人」的證來診斷。必須從許多的藥品中，選擇出適合其人之生藥。因此只是隨便到中醫房去買中藥，有時候會無效。況且也令人擔心產生副作用出來。

在電視商業廣告上，宣傳漢方之胃腸藥，於是可說一窩蜂的廠商和消費者爭先恐後的出售與購買。忽視了漢方藥必須適合病人之證的基本原則，而埋怨中藥無效，甚至如果產生副作用的問題，就等於本末倒置了。

中西醫結合療法，就是注重選擇的智慧。

【胃、肝臟】

❶胃潰瘍

由於精神壓力鬱積下來，而造成暴飮暴食，或者天氣變化而使身體不適。像這樣複合性的原因，不久胃的血管會萎縮，胃壁的血液不暢通而壞死就是胃潰瘍。更簡單的說，就是胃壁潰爛。

因爲處於壓抑的社會，最近發現中小學生和幼兒，也有發生胃潰瘍的現象。

不管如何，發生潰瘍時，起先都會引起急性發炎而出血。以中醫的立場而言，患部正處於亢奮狀態之「陽而實」，也是「熱實」之證。

以前遇此狀況，馬上判斷要進行手術。可是現在投予擴張血管促進再生爲目的的自律神經系藥劑。爲的是要消除血行不良的原因，和副交感神經之緊張。新發明的西藥藥劑會戲劇性的、神速的發生效果。

可是若是體力不濟，或不注重生活習慣，潰瘍變成慢性化時，長期服用強烈的藥劑就不太適合。

我們來想像皮膚有刮傷時的情形，一開始會紅腫發痛，這在中醫學裡，是屬於陽而實、熱實的狀態。

如果沒有加以治療，患部會乾燥發白，也會形成結痂發癢。以潰瘍來說，就是屬於慢性化的階段。中醫學將這狀態稱爲「陰而虛」。

處於這種陰而虛的狀態，如果仍然持續給予局部有急劇作用的西洋藥劑，其自然治癒力會遭到壓抑，而處於喪失活力狀態。這時候應服用生藥半夏厚朴湯或眞武湯，促進血氣暢通。使本來的細胞能慢慢加強，完全恢復機能。

因此在這時候，採用「中西醫結合」併用藥劑較好，初期給予強烈的西藥，然後逐漸減少，一面觀察從陽而實、陰而虛之證的變化，再慢慢將比重轉移至漢方藥，調整整個身體狀況。

另外初期（急性）階段併用針灸治療也很有效果。

❷心病和胃的疾病

最近很多病名的上面，都會冠上「心因性」「神經性」等名稱。身心症也成為大家共同關心的一種疾病。這些種類的疾病中，最敏感、最易發生的部位是胃和心臟二種器官。

可能很少人沒有體驗過胃痛和胃脹氣，其中也有胃潰瘍之例。但是胃下垂、胃蠕動遲緩、胃弱等病，多半都是因機能降低而變成慢性症狀。這些慢性病是中醫學最擅長的領域。

在許多例子中，我最難忘的就是四十八歲的K女士。她可以說是最典型的例子，因此常常提出來做說明。

「我不知道我的胃還存不存在，但如果不吃又會喪失元氣，所以才吃東西。」

聽了K女士面無表情的訴求病情，我非常吃驚。因為她說話口氣平淡、語調毫無起伏。聽說她還是單身，感覺上好像從來沒有談過戀愛。

使她過著這樣的生活，我想可能是家庭造成之故。聽說從八～九歲以來，肩膀、背部經常酸痛，同時肌肉也會僵硬。當然這是內臟爲起因，其中以胃炎所引起的酸痛最爲常見。

診斷結果是屬於「木剋土」。木屬肝、土屬脾，這是因爲情緒太亢奮，所以使胃的機能極端降低。其結果長久維持下去，胃壁面萎縮而變成光滑。依據五行說，脾和胃是相對應的。

最嚴重的問題是，支配消化吸收的「脾」陷入虛弱的狀態。如果再惡化，體力會降低而變成「腎虛」。

至於胃蠕動遲緩的情形，胃的肌肉力量會喪失。由此一直呈遲緩現象而變成胃下垂。換句話說，由於支撐腸胃的韌帶鬆弛，而變成胃下垂。形成胃功能衰弱的胃蠕動遲緩、胃功能減退、造成胃弱現象。

其實任何一種症狀，都會陷入脾虛狀態。然而由於消化吸收力降低，不久之後就會影響全身之機能。容易疲勞、喪失活力、肩膀和背部緊繃酸痛。這時就會惡化成腎虛症狀。水的代謝不順暢，胃液就積存下來了。

因此，就給予K女士補脾、補氣虛之補氣劑，和促進體內水的循環之利水劑。

「大夫，我已經知道肚子餓的滋味了。」

K女士眼睛露出感激的光芒，還是開始治療三個月後的事。而我也是第一次看到她「展開歡顏」。

但是對於胃下垂，一般人還是有些誤解，以下來做說明。

現在胃下垂以手術來治療的情形，已經越來越少了。可是在X光片上，發現胃的影子下垂時，總讓人覺得應該把胃提升上去才對。因爲讓胃下垂患者產生失望感，醫生也是有責任的。不過其實要提高胃，是不容易之事。

除了胃因下垂，而猶如氣球般膨脹之外，其餘的胃下垂，多半是因個子高、矮、胖、瘦，或胃比較大、比較小、橫長或縱長，或因體形、個性差距而造成差異而已。

可以說是支撐胃部之韌帶，緊張度不夠所造成。如果日常生活沒有障礙的話，胃的功能也不會受影響。想要強迫矯正其位置和形態也無用。問題在於機能是否正常。總而言之，胃蠕動緩慢或胃弱症狀，有機能降低狀況時，投予提高機能的藥劑即可。

❸反覆發作的「肝炎」

三十一歲的L女士，在五個月前因急性肝炎而住院，度過危險期後出院。其後又二、三度反覆住院治療，感到很煩惱而來到我的診所。

急性肝炎是從體外侵入之病毒，侵犯肝臟而產生炎症引起。食慾嚴重降低、非常疲勞、出現黃疸症狀，所以趕快送醫治療。多半是屬於A型肝炎。除了A型肝炎之外，也有醫療人員感染危險性的猛暴型肝炎，和手術輸血時所引起的血清肝炎等各種肝炎。

這些肝炎的初期症狀都非常激烈。以中醫學而言是屬於「熱實」之證。不但惡化得很快，也非常激烈。必須趕緊入院治療、注射點滴、保持安靜。

這種情形使用西洋醫學對應最好。並非全身有何異常，只是肝臟部分產生障礙而已。因此集中性對肝機能加以處置即可。

然而初期炎症消失之後，就會出現慢性傾向時期。這時就須更加愼重了。如L女士的例子一般，肝細胞之功能，是依據稱爲胺基酸移轉酶細胞中之酵素的GOT、GPT顯示數値出來。可是若以爲數値穩定就辦理出院，不久之後可能會因身體不適，或肝炎惡化而再度入院，此後又反覆多次。

像這種狀態，對西洋醫學來說是很難對應的例症。只不過在疾病之後追趕而已。可以說院方只能替患者準備病床，反覆注射免疫抑制劑之點滴，短暫抑制症狀。等待其自然回復力之外，別無他法。

中醫學將這種狀態視爲「半表半裡」之證。意味著疾病正在考慮到底要侵入身體呢？還是呈現在表面而猶疑不決。

因在體表與體內之間發生炎症，所以一會身體發燙、一會寒氣逼進，這和忽冷忽熱的「寒熱往來」狀態相同。

L女士的情形，投予以小柴胡湯爲中心之生藥，過一個月後，恢復正常值，情況穩定了下來。

※　　※　　※

四十八歲的M先生則一開始就是慢性肝炎症狀。

多半的慢性肝炎，是以自覺症狀輕度之狀態在進行。有些人是突然惡化，然後又穩定下來，如此反反覆覆，而逐漸一步一步惡化下去，變成難於對應狀態。M先生因慢性肝炎而困擾了十年。而一年中也有三、四次症狀惡化而反覆進出醫院。

診斷結果是典型的陰虛陽亢之證。舌頭發紅、舌苔少陰虛、陽氣過多、容易充血發炎之身體狀態，再加上肝氣鬱結。由於如此判斷萃取物沒有效果，因此以柴胡劑爲基礎，煎各種生藥一起服用，而且一週一次併用針灸治療。

結果雖然治療時間耗時費日，但約一年後，肝機能恢復正常值而穩定下來。

抑制炎症以西洋醫學或中醫學一方的方法來對處。但要促進體質改變，避免惡化，則採用鍼灸或生藥來處置比較適合。

❹長期化之「肝炎」

如果慢性肝炎陷入長期化，就很難完全治癒。因此平常就要努力養生。充分留意切勿罹患最要緊。

十年前手術時接受輸血，罹患血清肝炎的N先生，他了解血清肝炎大概要陪伴他一生了。他本人根本不敢期待能完全治癒，只要求能盡量控制全身倦怠、食慾不振之自覺症狀就好。

長期化肝炎的自覺症狀有好幾種。有的人會引起胃腸障礙、有的人會失眠、有的人會陷入憂鬱症，有的人會喪失力氣，也有人訴求身體困倦得無法忍受等等。如果沒有說出肝炎的過去，只接受醫師的診斷，可能會判斷爲自律神經失調症。

如果GOT、GPT的數值超過二百就必須住院。可是若數值在一百左右，就應該盡量避免過度疲勞、留意飲食，過著一般的社會生活就好。至於GOT、GPT的正常範圍大約在三十五以下。

依據其自覺症狀，中醫學會判斷是氣血不流暢、肝臟機能降低。

這時候先以針刺激，活性化全身之平衡，尤其針灸治療在這時可以發揮威力。

如何處方漢方藥呢？N先生說毫無食慾，是因爲胃腸障礙所引起，亦即「木剋土」，支配肝經的「木」發炎所引起，是處於剋脾經之「土」的狀態。

由於如此，以半夏瀉心湯之補脾劑「土」的協助，來加強消化吸收力。

慢性肝炎是屬於如果沒有做任何治療，症狀會慢慢進行之自我免疫疾病。自己身體中有免疫力而會惡化就難以對應了。因此盡量降低發炎機會，預防轉移成肝硬化和肝癌。

至少要減輕以及改善自覺症狀。這能依靠中醫學的各種療法，得到相當程度的效果。N先生現在的GOT、GPT值穩定在四十左右，每週打一次高爾夫球，偶爾還喝葡萄酒。

ＧＯＰ和ＧＰＴ數值高時，表示肝細胞破壞得很嚴重。如果再惡化或者沒有壞細胞可加以破壞，而且也喪失修復、再生的能力，這種狀態就是肝硬化。

肝硬化時，血量會降低，身體之陰不足，然而相對的身體之陽提高，如果這時候投予柴胡劑，會使發炎更形嚴重。

現在在普通醫院也能處方漢方藥，所以以爲肝炎就處方小柴胡湯有效，而隨便處方的醫生不在少數。但這點要特別注意，我在此又重複說一遍，漢方藥必須適合病人的狀態（所謂證）才有效。

肝硬化等症狀，不能處方小柴胡湯。因爲陰之不足，所以要給予患者服用補陰劑之溫清飲，和補氣之補中益氣湯，如果併用針灸治療更加理想。

避免過於焦急，要很有耐心的改善自覺症狀，讓疾病不要再惡化最爲重要。

第六章　任何人都做得到之「中醫學」式的自我診斷

——看醫生前應該做的事

最近為了身體容易疲勞、視力模糊、失眠、心情不好、喪失食慾、情緒不安定、煩躁而困擾的人相當多。

到醫院去訴求那些自覺症狀，接受各種檢查、診斷也是一種方法。可是在到醫院之前，先判斷自己的身體哪些部位衰弱，是為何因身體不舒服，並非一切由醫院安排，必須明智的了解自己的身體狀況。那麼使用之藥量也會減少，同時院方也才能更周詳的對患者，做詳細的治療。

下面來介紹方便的自我健康檢查。

依據中醫學的手法，很容易了解身體的狀況。我不僅以西洋醫學的方式，努力的檢查、診斷疾病，也用中醫學的方法來判斷病人的狀態。

依據中醫學的背景，陰陽五行說之自然觀，將人類的體型、性格、狀態、症狀等分為五大種類（五行＝木火土金水）來加以解釋。由於人類長久經驗之累積，所創造出來之生活智慧、經驗哲學，對於學習西洋醫學的我而言，在診斷和治療上，獲得很大的指針。同時對於一般人來說，也是了解自己身體的一個最好方法。

1 以中醫學檢查自己的「健康度」

外科性的障礙或細菌性的傳染病等，西醫的發現和診斷，的確非常正確，而且也有很好的治療方法。

可是從身體失去平衡，以及身體狀態所引起的疾病或慢性化的疾病，實際上有自覺症狀，但西醫無法應對時，利用中醫診斷法，而找出原因，並採取妥切的手法治療的例子不少。

中醫學的診斷根據爲陰陽五行說。依據其分類法，可以詳細判斷人的身體以及生理現象。

首先以次頁表示，依「木、火、土、金、水」五行和「臟」「腑」有個別的對應情形，成爲判斷基礎。同時更詳細的設定了「心包」之臟，以及「三焦」之腑。至於「心包」是與「心」結合，「三焦」是與「小腸」之腑有密切的關係。

在此概念之下，就能如表所示，整理出五臟五腑。

五行	木	火	土	金	水
五臟	肝	心、心包	脾	肺	腎
五腑	膽	小腸、三焦	胃	大腸	膀胱

依據陰陽五行說，產生五感之五種感覺器官——眼、舌、口、鼻、耳等稱爲五官。更仔細的加以觀察，有苦、甜、辣、酸、鹹等味覺，以及人體發出之體味，亦或喜、怒、哀、樂、恐懼等感情都被分類爲五行。此上被稱爲「五味」「五香」「五志」等。

這些判斷材料也個別對應木、火、土、金、水。依據上表所示之六臟六腑（五臟五腑）之相關關係之診察，就能掌握身體的變化和身體的狀況。

下面我們以此分類法，來判斷身體的各種狀況。

但是大家應該了解的是，這只不過是大略的傾向而已。如果發現「大約屬於○○傾向時」就意味著以各項目對應肝、心、脾、肺、腎等機能，有關經絡容易產生病變的基準。

【木經的人？】

外觀看來全身「顯筋」，清瘦體型的人，臉色蒼白、眼白部分也蒼白，眉尖、太陽穴容易浮出青筋。

其形象如樹木一般，在青筋浮起的枝幹上，有稜有角的長出稀疏青葉般的印象。

對這種人把脈時，脈搏會有緊繃感。

同時聲音尖銳宏亮、講話如喊叫一般的感覺。這種聲音被稱爲「角音」，從喉嚨內部發出Ka、Ga聲，因爲比較強烈，所以聽起來很亢奮。

這種人的眼神，予人銳利和凶悍感。

身體不舒服、或熬夜之後、皮膚會潮濕、油膩。尤其在臉部表面有一層油脂般，予人污穢感。身體會發出體臭也屬於這類型。

有這種傾向的人，依據五行說，是屬於「木經的人」認爲自己有木經傾向的人，在健康層面上要留意下列各項目。

檢查Ⅰ

①側腹（尤其右上腹）疼痛，有沉重感嗎？
②暈眩、視力模糊，感到眼睛有問題嗎？
③煩躁、脾氣暴躁嗎？
④口有苦感，常嘆氣嗎？
⑤小事無法決斷而感困惑嗎？
⑥無緣無故產生不安感，凡事均往壞處想嗎？

「肝經」有問題

屬於木經的人，從事知性的工作，使用精神的工作而感到疲勞、睡眠不足，失眠時打哈欠流眼淚。如果不是因悲傷而流眼淚是肝經有問題。

但這裡所說的「肝經」，並不是指「肝臟」。而是廣義的指肝臟和經絡的關係。中醫學說「肝經有問題」，並非指肝炎或「肝臟有毛病」之意。我再重申一遍，這種中醫學的概念，請各位要多加了解。

不論如何，眼睛常充血、流眼屎、容易疲勞，多半是肝經出了問題。

如果對肝臟負擔嚴重之「肝實證」，眼睛會充血、流眼屎或引起發炎，因此眼睛會感到不舒服，有時會伴隨頭痛和耳鳴。

眼睛疲勞或視力模糊，可以判斷是肝經的機能降低，眼睛的抵抗力也降低的「肝虛證」。

木經類型的人，是即使眼睛已疲憊不堪，還喜歡常常看書，同時會介意眼中所見的一些散亂景象，非得自己整理不可，否則就會很難過。

患有肝病而肝經有病的人，會因貧血症而常感到暈眩，這是因爲半規管和自律神經失調所引起。尤其是更年期的女性，這種傾向更加強烈，因爲女性生殖器是肝經所支配，因此容易引起自律神經失調症。

如果自律神經失調更嚴重時，如同「肝膽相照」這句話一般，膽經所支配的半規管中之淋巴液代謝減弱，會產生浮腫現象，容易引起梅尼爾氏疾病。

像這般，肝經如果極端惡化，會呈現發紺現象，但這是虛證的場合才會發生。如果是寒證，血壓反而會上升，並伴有發熱之熱感。

肝虛證的人，指甲蒼白沒有光澤，會變形、斷裂。神經質的人指甲容易產生縱痕。至於指甲部分，可比喻自然界樹木之葉的末端。末端產生這種狀態時，人的肌肉會覺得很緊張。手指頭伸直不太舒服，而經常手指頭萎縮著（握拳狀）因為感覺這樣比較舒服，所以手常呈現輕握拳頭狀。

右上側腹疼痛，有沉重感之因，就是肝臟位置有嚴重的疾病所引起。但並非肝臟本身有異常，而是肝經絡的氣血流通有障礙，而引起肌肉緊張、腹側疼痛，或引起痙攣。即使在綜合體檢之肝功能檢查，沒有任何異常，但以中醫而言是已亮起了紅燈，確實是肝經衰弱之信號。在這個階段如果能好好養生，就不會生病了。

不論如何，側腹、足部經常發生痙攣、小腿抽筋等，說不定是肝經異常，而使肌肉產生疲勞之因。

中醫學所謂的筋是相當於腱、筋、橫隔膜、末梢神經等處。所以肝經異常的人，肌肉會有緊張感，並容易生病，肉體上也容易產生神經痛。另一方面精神也會極度的焦急，被壓力所圍繞，必須特別注意。

另外，肝經也是調整感情的有關經絡。

肝經強度緊張的人，平常說話會有命令的口氣，喜用使喚他人的語調，更嚴重時，額頭會浮現青筋、易怒、漫罵、找人麻煩。

像這種將精神的緊張、激動朝向外人（他人）的人，就是擁有肝實證特徵的人。只要遇到小事就嘆氣，發生一點不愉快的事，就很誇張的向他人傾訴。另外由於強烈的壓力，經常會有疲勞感、倦怠感，做任何事都無法穩定。這是因爲體力衰弱，肝經呈虛證的緣故。

木經型的人，經常會想吃酸的東西。這是爲了使肝經機能恢復爲目的。例如常聽到懷孕的女性想吃酸的東西，這是由於肝經所通過的場所裡，有多餘的「異物」胎兒存在的關係。所以爲了要養肝以及恢復其功能，才會想吃酸的東西。

建言

肝經有問題的人，首先眼睛會感到異常。感到「眼睛不舒服時」，就應避免再多使用眼睛。如果到海邊或游泳池游泳之後，記得將眼睛清洗乾淨。

另外，肝經和「膽」也有相關關係，所以口中會有苦味。喝酒過多時，口中粘液多，亦有苦味原因在此。

至於肝經也和感情有密切的關係。所以在日常生活上，必須盡量避免精神上的負擔，和承受過多的壓力。但如果說爲了消除壓力而喝酒過量，是絕對禁止的。一面喝酒一面吃辛辣的刺激物最不好，因爲刺激物被認爲有「破肝」的作用。

這些稱爲「木剋土」。由於木經過度強烈，而對於抑制木之「土」（＝胃腸）有不好的影響。連日熬夜喝酒，或人際關係之壓抑等，確實會造成肝氣鬱結而損壞腸胃。

由於如此，只要強化胃腸，就能提高肝膽機能。

肝經有問題的人，在情緒方面很容易緊張。因此，常會爲了多說一句話而耿耿於懷也急躁起來。我經常告訴這類型的人說——「和人說話、對談、回答他人時，稍爲停頓一下，必須三思而後言。」

肝經型、木經型的人，其特徵是身體有異常時，心情會非常緊張。因此常會爲淺眠、失眠而困擾。

如果會自我催眠者就沒有問題，但不擅此道的人，往往爲了催眠而喝過多的酒，反而使肝病更惡化。又造成失眠之惡性循環，這時醫生也束手無策。這時，中醫方面之安眠藥，是以精神安定劑來取代生藥，這是決不會傷害身體的。這種漢方藥「抑肝散」，對於抑制肝經之異常和亢奮有效果。

肝、膽的機能陷入「虛」的狀態時，易嘆氣、常因不安感而困擾。在這種情形下，不會向新事物挑戰，做事常常猶疑不決。但也不是在學校不用功，也非不能適任公司的工作。

這種人容易變成「可輕易使喚的人」。被稍微奉承或賦予重任時，精神緊張度高，又非常勤勞，是拼命熱衷的工作者。可是因爲個性憂柔寡斷，親人、上司必須加以引導支援，指導其工作方法，或加以支持協助最要緊。因爲如果讓這種個性的人思考過多，反而會造成沮喪。

【火經的人?】

火經型的人，予人的印象是高大威武。把脈時，其脈搏強而有力。經常來回走動，顯得坐立不安、臉色紅潤、予人陽性氣息、容易冒汗。

這類型的人，舌頭靈活，發Ta、Ka音時轉音美妙。開朗有朝氣，面帶笑容。平常看起來很普通，但喝酒後，剎那間變得很愛笑。旁人不覺得好笑的事，他卻開懷大笑，更嚴重時，會笑得無法控制。這類型的人是屬於火經之人。

「火經」的人，就像火一般熱情、充滿朝氣，令人羨慕。但過與不及總不佳，反過來說健康方面應留意的很多。

檢查Ⅱ

①會心悸、容易喘氣嗎？
②夏天怕熱嗎？
③有無胸痛，或者冒冷汗（盜汗）？
④有胸悶、多夢、睡不穩的情形嗎？
⑤偶爾會因腹痛下痢嗎？
⑥是否常有腹脹感，而隱隱作痛？

「心經」有問題

火經的人，包括心臟、循環器官、神經系都有衰弱的傾向。尤其容易罹患熱性的疾病，由於容易發炎，會引起循環器官的障礙。

發高燒時，會產生「洪脈」狀態，亦即脈象大。洪脈者，對心臟會增加負擔，並產生心悸或喘氣的困擾。

汗水是身體中的陽熱旺盛時，發出之汗。由於熱性發炎，更容易冒汗，有時因盜汗而全身濕漉漉的。

如果平常很會流汗，突然變得不流汗——這時候要注意了。因爲可能產生腫瘤狀態。

有些人因舌頭靈活，不停的說話，結果因說話過多，而口腔發熱，也許會隨伴著發炎。由於口腔發熱，會一直想吃苦的東西，或綠茶具苦味之飲食，對於火經者有強化心臟之心經的效果。由於如此中國自古以來，一直期待茶品有長壽之效。

辯才無礙爲火經者之特徵。但是很奇怪，這類型的人稍受刺激，舌頭就會僵硬，發音便不清楚。心經之異常，循環器官障礙爲原因，會造成腦梗塞和腦溢血，所以說話會不清楚。

可是二、三歲的小孩，平常有口吃的習慣，但發燒起來講話卻流利又順暢。這是因爲火之旺盛使舌頭靈活，而火虛狀態舌頭就不靈活了。

平常個性開朗、笑口常開，對任何事都表現出喜悅感。可是卻突然陷入沮喪的狀態，令人擔心可能有另一種疾病。而從陽至陰其落差大，可說是異變徵兆。

也就是說該心經陷入虛的狀態。精神官能症和神經衰弱，擔心的事太多，憂鬱疾苦。假如不是心的疾病所造成，可能是具體性、器質性，亦即心臟有什麼毛病。

陰和陽的落差大，火經的人和木經的人完全不相同。會顯得煩躁、對人謾罵。這並非不安所造成，而是邪氣過多而成爲激烈的憤怒，所以找對象發洩。俗語說：「虛張聲勢者其實是膽怯懦弱的人。」這些都是這種例子之範疇。

建　言

發現心經有病變時，一般人的做法還是送到醫院去。說不定是心之疾病或心臟病等等，因爲這是外行人難以對應、困難治療的病例。例如有心悸、喘氣時，可能是脈不整，心臟功能不全所引起；有時候是巴塞杜氏病所引起。所以首先使用西洋醫學的方式檢查，檢查是否屬於器質性異常比較好。

如果不是器質性異常，就是「心氣虛」。可說是「很苦悶」之心情，常會有莫名的不安感，一直介意一件事情，而引起輕度精神官能症或失眠，睡不安穩而困擾，接受西醫的精神醫療也是一種方法。

也有人服用西藥恢復健康。但是其實氣虛的狀態，很難於恢復。只依靠藥劑（抗神經劑）容易上癮，不服藥馬上惡化的例子時常產生。

所以有「心氣虛」時，應該接受東洋醫學（中醫學）之診療。要有耐心的對應，才是明智之舉。可以獲得適合自己的生藥，或依靠針灸來補氣。

精神狀況不好時，屬於木經的人，只是「感情」上有問題而已。但火經的人，可能會造成精神疾病，亦即精神異常。而嚴重產生病變。西醫的診斷，首先會檢查有無器質上的異常。無異常狀況時，才去接受中醫的治療。可是最重要的是，應即早治療切勿拖延。

另外，心經與「小腸」也有關連，肚子痛、下痢、下腹部脹氣隱隱作痛，還是依靠西醫的診斷比較理想。

【土經的人？】

全身肉多，整體看來很豐滿，具柔軟感。這類型的人，把脈時，是屬於速度緩慢之「緩脈」。

這類型的人，做勞力工作容易疲勞困憊。全身看起來予人黃土色的印象。

屬於這種類型當中，有人很喜歡唱歌，但並不是在卡拉ＯＫ霸住麥克風不放的典型，只是本人在無意識當中，經常會哼哼歌曲。

這是因爲心情開放所造成。但其實是在其身心緊張感消失時，才會有這種輕鬆的表現。

有這種傾向的人，多半是屬於「土經的人」，假如身體有問題，會出現下列的症狀。

檢查Ⅲ

①胃脹，上午消化不良？
②糞便柔軟，起先硬糞，後半變成軟便？
③有無牙齦出血，或不正常出血？
④無食慾，食不知味？
⑤雖無食慾，但一吃就欲罷不能，也愛甜食嗎？
⑥常打嗝或有噁心感嗎？
⑦胃會痛嗎？

「脾經」有問題

嘴邊乾燥，或嘴唇常破，或有鵝口瘡的人相當多，這種類型大部分是屬土經。

脾胃功能比較弱。

脾、胃健康的人，容易增加皮下脂肪和肌肉。可是如果脾虛弱，皮下脂肪和肌肉會突然減少而瘦下來。

屬土經者，體內有異常時，容易流口水。爲什麼乳幼兒常流口水呢？就是因爲腸胃發達，但是身體某些部分尚未發達，以致全體不平衡而引起。成人也是如此，身體勞動、非常疲勞，午睡時也會流口水。

並非身體有異常，但卻經常流口水的人，是由於胃的消化、吸收不好，因此不易吸收營養，容易疲勞有貧血傾向，皮膚喪失紅潤變成黃色。臉、眼睛、身體都變成黃色，是黃疸症狀，必須馬上就醫。

脾、胃發熱時，口角常潰爛，或引起口腔炎和舌頭發炎。有時候會產生強烈的口臭。

脾、胃弱時，說他心情開放是美言，其實是喪失了適度的緊張感，所以不知不覺中會唱起歌來。但是唱的歌均由喉嚨發出，微弱又低沉，以「啊」音爲中心。有句話說：「甘味以養脾，脾壯而生肉」，所以甜食也有其效用。疲勞時想吃甜食，是因爲脾呈虛之狀態，而想加以彌補爲目的。一般而言，屬土經的人都喜好甜食，雖然多食會損胃，但還是忍不住甜食的誘惑者大有人在。

執著一件事而耿耿於懷，是很難對應的人。心情越來越沉悶，是脾、胃減弱之因。脾、胃功能減弱，喪失食慾的狀態，是典型的失戀症。土經的人患失戀重症的人很多。因此，若能強化脾經，也就不會因失戀而嚴重的沮喪。另外，脾、胃狀況不佳者，經常容易打嗝。

「胃」是支配消化，「脾」是支配吸收，嚴格說來只是表裡關係之機能。因此，事實上可將脾、胃視為一種器官。

建言

脾、胃之經有問題時，先到醫院去診察比較好。因為至少必須檢查有無潰瘍或腫瘤，這方面西醫診斷法比較有效。

可是如果被診斷為「只是輕度的胃下垂」或「只是胃炎」的情形，但自覺症狀仍強烈者，只服用醫院處方之藥劑是難以治癒的。

這時候，接受中醫學治療，例如以補脾劑等生藥之處方最有效。

但是飲食生活必須有規則、細嚼慢嚥。進餐後勿太深刻思考事情。睡前勿吃宵夜，不要吃點心。像這般有規則的日常生活最重要。

另外，雖然脾經有問題，但其程度並不嚴重，只是中等程度時，例如，雖然沒有食慾，但也不是完全吃不下。只是感到「很輕微」的狀況時，往往會有過食的情形。尤其甜食當前，更無法節制而過食。感到不舒服時，會緩和一段時間——又開始沒有節制的吃，如此周而復始反覆進行，這時要注意會產生惡性循環。

據說脾經（脾臟）有使血管內的血液滯留下來的作用。但由於脾功能減弱，使血小板的數目和機能不足，產生了血管脆弱之障礙，而引起不正常的出血。這時女性生理期間會出血不止，男性則會常流鼻血，這都是脾經出現問題的狀況。

這時候，先以生藥之補脾劑來止血，然後再強化脾、胃功能就好。但今後必須和西洋醫學結合，顧名思義，就是以中西醫結合對應最要緊。

【金經的人？】

健康的人皮膚有光澤，富有彈性。

與此相反，有些人的皮膚不僅粗糙又乾燥。由於如此容易產生頭皮屑。雖然皮膚乾燥卻又經常流鼻涕。

這種類型的人，都是金經有問題的人。這在後面會有詳盡的說明。但是所謂「金」之氣是表示以白色對應秋天，因此才有「白秋」的名稱。但白色雖然是從天收氣而呈清澈之顏色，但容易變成微弱的色彩。因此不論如何，屬金經的人，皮膚都比較白皙。

把脈時，其脈象停停走走，缺乏順暢感。除此之外，由牙齒發出「商」之音，乍聽之下感覺很溫和，但聲音微弱，多半是金經有問題。

常常咳嗽，而咳出痰的人，是屬於金經的人，同時其吐息之間有股腥味。

金經型的人，一有事情就非常悲觀，嘆氣哀傷。有時甚至會捶胸頓足，表現出全身之悲傷感。看其動作，彷彿想躺下來，連動都不想動的樣子。

檢查Ⅳ

①容易咳出痰嗎？
②常打噴嚏、流鼻水嗎？
③容易感冒，或常常喘氣，有氣喘傾向嗎？
④有便秘嗎？

⑤是慢性下痢嗎？

「肺經」有問題

皮膚和肺——西洋醫學認爲這兩者間並無關係。但中醫學將其視爲表裡關係，因爲有經絡連接著。肺功能減弱，呼吸有異常，皮膚乾燥有不健康感，是由於肺經有病，才會流鼻涕。

肺是從天接氣，如果肺經衰退肺氣滯留，皮膚會顯出過敏而蒼白。同時又因皮膚功能減弱，所以鼻子、喉嚨、支氣管的呼吸器官會產生病變。容易罹患感冒，也會因氣喘而困擾。

肺經之異常，是經過支氣管而往鼻子上升。會有透明的鼻水，是因肺經受外氣之寒邪刺激所造成。

鼻子流出黃色的黏液就表示發炎了。如果伴隨著高燒、惡寒，是屬於感染症，需要做緊急處置馬上治療。

屬金經的人比較悲觀，其情形與「火經」者正好相反。乍看之下，說話聲音很柔和，其實是聲音微弱，想大聲說話都做不到。因此，必須注意肺經是否衰弱最要緊。空氣乾燥時，肺經就會受到外邪之侵犯，使聲音變成沙啞。

乍看之下，「很誇張」的悲觀口氣說話的樣子，顧名思義是受到肺經所束縛，但說不定是某種器官也有異常，而使肺經柔弱、悲傷、哭泣又咳嗽不停，事實上是因肺彷彿被束緊一般非常痛苦。呼吸異常，是肺經之氣不順暢所造成。

有時躺下來之後，如果肺屬陰證，就不想再活動了。

肺經異常之人，喜歡吃辛辣食物。北方人喜歡吃辣，其實都是肺經衰弱所致。

建言

肺經有問題的類型，以罹患肺結核和引起肺炎最嚴重，所以大多會到醫院就醫。多半以西醫方式檢查並不會發現異常，拍攝X光也無異常，但是不知何因卻經常咯痰。

西醫也有所謂的「去痰劑」。可是那只是短暫的去痰效果而已。如果引起慢性支氣管炎或花粉症，以現在的醫學是難以治癒的。即使投予抗生素，亦難達成目的。

可是這種情形，中醫學會採用二面作戰法。起先給予能夠矯正肺機能降低，空氣和血液不順暢之藥劑（宣肺），接著由於具有吸收、分配水分的機能（脾）功能降低，所以排泄水的機能（腎）也會降低，才有那麼多痰的概念下，必須強化脾、腎和去痰作用，由於如此，才處方「去痰宣肺」作用的生藥。

以食用銀杏、蓮藕、百合根等具有宣肺和去痰作用的食物，並且指導平常應多攝取有強烈抵抗細菌感染之食物。

可能各位會發覺一點，亦即雖然屬金經，但並非只在「肺經」產生病變。金之前後的「土」和「水」也會產生障礙。由於相剋五行、相生五行等的關係，各個經絡都有連帶性。即使只有「木」有問題，並不是直接在肝經呈現病變，有時在「心」經也會產生障礙一般。

六臟六腑（五臟五腑）並非獨立存在，都是有連帶關係。氣血相互流通發揮機能，才是人體的特徵，也是極當然之事。

花粉症當然是屬肺氣虛的狀態，必須治療，但是說不定是胃腸和腎臟虛弱才發病的。由於如此，同時也必須診斷脾經和腎經而加以治療才行。不然不是根本解決之道。

肺直接接觸大氣，由於如此，也會直接受到大氣污染和地球環境惡化之影響。

肺經的疾病急遽增加之事實，並不是沒有理由的。但若只是哀聲嘆氣，是於事無補的。

在這時候，外行人也必須做些努力。就是將和肺經有關之脾經、腎經以及胃腸好好地加以調整。尤其深夜喝酒、飲食會影響水之代謝，所以絕對要禁止。雖然並不是迂迴繞道之療法，但是卻相當有效果。

同時也必須進行乾布摩擦或游泳，來強化皮膚。因爲肺、鼻和皮膚都是同屬肺經。至於肺經之障礙，根據過去的經驗來看，我猜測可能會造出更嚴重的問題來。

肺經的疾病，如小兒氣喘、花粉症或異位性皮膚炎，呈現眼睛看得到之「表證」出來。可是經過二、三世代之後，這現象應該會消失才對。但是疾病本身並不會消失，而逐漸會演變成爲內部疾病之「裡證」。是造成更嚴重大障礙之導火線。如果只是束手旁觀，「過敏性病患」不知道會演變成什麼疾病來困擾人類，這種無法預測的情況，予人產生很大的不安感。

那麼，到底要採取什麼對策才好呢？當然努力改善大氣污染和地球環境是不可或缺的行動。但另一方面，可藉中醫學（東洋醫學）之力量來改善、強化本身之體質，亦是當務之急。

【水經的人？】

有些人皮膚很光滑，好像溜冰場表面一般，冰涼又光滑。這些人之脈象顯得微弱、下沉感。

事實上，這些人的體內多水分，口內容易積存唾液。至於說話聲音，以「羽音」口唇振動般，發音不甚清楚。長時間談話會很疲勞，但音調卻越來越高亢。

屬水經的人，予人瘦弱感，雖然如此，但頭髮烏黑濃密、毛髮又粗又硬。水經的人身體狀況不好時，皮膚和臉部予人發黑的印象，這可能是色素沉澱所造成。年紀稍長會有頻尿、重聽的現象。

水經的人爲虛冷症、懼寒、容易受驚嚇。說不定有因受驚嚇，而全身僵硬、動彈不得的經驗。

檢查V

①有無腰痛、足腰無力、困倦的情形？

②有重聽、常耳鳴嗎？

③睡後，半夜有否如廁二次之習慣？
④排尿會痛，有膀胱炎症狀嗎？
⑤有排不出尿，又頻尿的情形嗎？
⑥肩膀、背部、腰部會酸痛嗎？

「腎經」有問題？

與人談話口角會積存口沫者，可以判斷爲腎經之慢性疾病，這是絕對錯不了。

有人在身體不適時，馬上會影響到耳朵。因爲腎是支配耳朵的器官。中耳炎、內耳炎、外耳炎等，都是感染性的疾病，可是除此之外，耳朵的毛病，均是腎機能降低所造成。腎臟衰弱時，會產生流耳膿、濕耳、耳鳴等現象，這時有人會擔心造成重聽的問題，事實上，屬腎經者，年老時大部分會罹患重聽症。

頭髮也相當於腎經。病態性的黑髮、毛髮粗硬的話，如果是女性，可能就有婦科的疾病。

有些人臉部和皮膚，會顯露出和曬黑的健康膚色不一樣，黑黝黝的感覺。這和腎經有關，如果腎臟長久有病的人，皮膚和臉的色素會沉澱，而變成黑色。

有些人講話像呻吟一般，和那些人講話，予人勞累感，我想其本人也一定很勞累，也很痛苦。

腎經有問題，和下腹部也有關係。事實上，水經之人，下腹部發生激烈的疼痛時，都會呻吟不已。長期躺在病床上，到最後只會呻吟的患者，都是腎極度呈現虛證狀態，只能判斷其死期已近。

腎經患者，均喜食鹽辛之物。

這種人很容易受到驚嚇。由於其驚嚇表現太過激烈，有時也會使周圍的人受驚嚇。

受驚嚇腰部就癱瘓，本來這是腎經有異常者，下半身過於虛弱之因。反之，一些小事就緊張，壓抑累積下來，而造成副腎機能降低，也都是因腎經衰弱，才易受驚嚇。

建言

前述，臉部呈現不健康之黑膚色，是腎經有問題。可是如果更嚴重時，可能是泌尿器和生殖系統之賀爾蒙系、免疫系等異常所造成。臉色若極度黑時，可能血管有鬱血狀態，必須立刻就醫。

排尿有障礙或頻尿，或夜裡如廁多次，男性的話，有時候是前列腺肥大，這種情形還是先接受西醫診斷比較好。

但一般而言，腎臟和膀胱之障礙，多半是屬於慢性疾病，還是比較適合中醫學之治療，同時生藥也頗具藥效。

有些人未必是腎經異常，但和前述之檢查項目，發生相似的症狀，但是因肝經的障礙，而呈現這樣的症狀不少。肝經是從腎臟、膀胱圍繞到生殖器周圍的狀態。所以肝經一緊張，就會呈現出頻尿的症狀來，亦即一緊張就頻尿。

因此，切勿判斷是膀胱炎，只注意腎、膀胱之經是不行的，也必須顧慮肝經的情形。但西醫對這種診察方法是不擅長的。認為六臟六腑都與經絡連貫，並產生密切關係之概念下，診察證的中醫學，才能發現其異變。

膀胱經是從頸部通過背部和腰部周圍。造成腰痛和肩膀酸痛或神經痛的原因，前面已說過多次。但有時相反的，為了診察腰痛、肩膀酸痛、神經痛，結果診察出膀胱炎的疾病。

至於所謂的「腎虛」的腎虛之證，今後可能會受到大家的重視。因為這和老化有密切的關係。

即使還年輕，但有腎虛之證，腿腰衰弱、重聽或耳鳴、夜間頻尿、臉色無光澤、長出白髮，或毛髮脫落、氣力、精力衰退——這就是呈現出老化現象來，所以必須及早補腎。

假如以「工作忙、找不出時間」爲藉口，而怠於治療的話，可能就要付出「未老先衰」的代價了。

如果爲腿腰疼痛，或腿力減弱，如廁次數增加、重聽而產生不安感，必須先開始做輕度的運動才行。

當然，過於激烈的運動，是絕對禁止的。在西洋醫學常提到幾句話「老化從腿腰開始，爲避免老化，最好做輕度運動」「只依靠快步走路，動脈硬化就可減少三分之一，心肌梗塞會減少一半」，其實這些話都是極有道理的。

「脾」的角色是補「腎」。脾衰弱，腿腰就會衰弱，容易產生腰痛。出現腎之證時，服用補脾劑，有時會恢復健康。因此，有前述症狀時，必須仔細檢查脾經是否負擔過重。

總而言之，身體是否太疲勞，整體上之平衡是否正常，有無只消耗一部分，身體就不平衡，生活必須做個總檢討才行。只要一發現有缺陷，就必須立即改善。這種軌道修正，應自己能做得到，才可以到醫院接受醫生的指導。

2　季節、氣象和六臟六腑

自己是屬於木、火、土、金、水中的哪一類型呢？由於類型不同，會產生何種異變，想必各位都已經知道了吧！

如果知道自己是屬於何類型，可以說已相當程度找到管理自己健康的理論出來。可是希望各位了解，除了自己的身體狀況之外，我們的健康也會被環境所影響。像這樣配合外在條件做健康管理也是很重要的。

所謂的環境條件，例如是季節或天氣等。由於季節和氣象的變化，我們人的身體也會被影響，這是自古以來依據經驗大家都已了解的。然而在季節變化，或氣象激烈變化時，發揮各種智慧，去好好的管理自己的健康吧！

當然古代的中國人，也深切感受到這種情形，而以陰陽五行說來加以表現。依據陰陽五行說，季節、氣象和六臟六腑（五臟五腑）之相對關係以下表來表示。

五行	木	火	土	金	水
五季	春	夏	土用	秋	冬
五氣	風	熱、暑	濕	燥	寒
五臟	肝	心、心包	脾	肺	腎
五腑	膽	小腸、三焦	胃	大腸	膀胱

「春風」

春就是樹木萌芽時。到了春天，春風一吹草木欣欣向榮，但在這季節身體不適應的人卻不少。

多半是屬木經之肝和膽爲肇因。春天是肝或膽生病之人，多出現的季節，這些人都比較神經質，所以容易引起憂鬱傾向。風一吹來就說身體不舒服，或者討厭通風口的風，同時在清風吹拂的春日，容易引起暈眩，甚至走起路來搖搖欲墜。

因此在春天吹強風的日子，屬木經的人，就要特別注意了。

病。

「仲夏」

溫度高，炎熱的夏天，可說是陽光熾熱的季節。在夏季裡，屬火系的人容易生病。

火系的人，本來身體就屬於陽熱型，因此容易罹患熱性發炎症。然而陽熱與陽熱是合不來的，對於火系之人而言，夏季是最不適合身體的季節。由於自己的身體最了解這種情形，所以「最討厭夏季了」。

「暑伏之濕」

立秋前十八日間稱爲夏季暑伏。

暑伏時節，自古以來是用來進行曝曬衣類和書物之時期。同時在整理院子的時期，有些地方有忌諱觸土之禁忌，這可能是暑伏之「土」和「濕」有關係之類型爲土因。

炎夏持續時期，到了濕度高具氣象條件之暑伏。人人都覺得無體力、困倦而疲勞。由於屬土經的人，這種傾向特別強，這個時期會擔心風濕或關節炎容易惡化。

「燥秋」

天乾物燥，草木枯萎的秋季。這個季節金氣會旺盛，陰之要素會增加。由於空氣乾燥，容易產生呼吸器系之病患。

肺的功能減弱，皮膚也顯得乾燥。到了秋天身體感覺不適的人，多半是屬於金經的人。

「寒冬」

冬天裡，充滿自然界陰之要素，大氣會冷卻下來。身體也會因寒冷而感到虛冷。

尤其屬水經的人，身體容易不適，必須特別注意。下腹部或腰部等的異常、婦科之疾病、虛冷症之疾病比較多。尤其陰證之患者，是其生病之季節，必須十分留意。

像這般，臟腑因季節和氣象條件之下容易產生異常。同時呼應季節和氣象之五行之經（類型）的人，特別容易生病，而其個別之疾病，必須小心留意。

以上大體按照中醫學之五行，來叙述體質性的分類和傾向。但在此將專門性和詳細的說明省略不談。

所以倘有不明之處，或有個人無法對應的情形，還是和值得信賴之專門醫師商談比較恰當。

後記

一九九一年將『東洋醫學和西洋醫學』（President 出版社）出版為單行本。這次很幸運的，又重新以PHP研究所之文庫而問世。

本來這本書對我來說，是實踐自古以來一直在培養的東洋醫療。隨著經驗的累積，切身感到這是一種有益的醫療。所以希望能讓更多人了解其好處為目的所寫的書。因此，能成為長久的文庫書籍，也可以長時期讓多人閱讀，感到十分的榮幸。

回顧本書出版以來，以此書為仲介來醫院治療的人，或因而認識的人很多。可是予我印象最深刻的是，那些為疾病煩惱，在一起吃苦中，希望能趕快得到治療的那些人。

在這當中，我最大的收穫是惡性腫瘤的效果。尤其是對淋巴腫瘤確實有效。在羅馬尼亞愛滋病治療現場，精神病患和膠原病等，也得到卓越效果的回響。

有一位患者還在唸高中，約一年前被診斷為縱膈之惡性胸腺腫。而在強烈的化學療法後，以手術摘除。可是很遺憾，過了不久又再復發。雖然再次手術，可是腫瘤已經從大動脈侵入心臟，抗癌劑幾乎無法將心囊之貯留液排出，當然幾乎沒有恢復之可能性。其實在處理本例之前，我曾經歷幾乎完全治癒之淋巴性腫瘤二、三例。

但是坦白說治療本例之初，我幾乎沒有信心。但是沒想到這種重症，在治療不滿三個月時，不僅將心囊之貯留液排出，腫瘤也全部消失。不到半年已能復學，其後充滿朝氣而努力讀書。對同病例有效之經驗也越來越多。對於治療其他惡性腫瘤，東洋醫學（自然醫學）之效率，在我心中信心也越來越加強。

從一九九一年八月開始進行有關羅馬尼亞兒童愛滋病義診，一直持續到現在，從無間斷。而且依靠自然生藥的治療，確實能得到意想不到的好成績。當時完全無有效之藥劑，但是愛滋幼童一個接一個，依靠增加免疫力之生藥，從死亡邊緣救了回來，許多孩子們和其他健康的孩童一樣順利的成長了。死亡率也降低了三分之一。依據最近的檢查（一九九七年五月）發現血液上並無愛滋之反應症例，八十三例中有十一例。其中有二名兒童，抗體反應呈陰性，其效果凌駕於起初之預期。現在更獲得多數人之協助，而持續進行援助治療。確實成為最難忘也最珍貴的醫療體驗。

過去東洋醫學無法獲得確實效果的疾病，就是精神疾病。尤其以年輕人為中心之非定型精神病和強迫性神經症，雖然有使用精神病患之抗精神藥，和諮詢指導等之療法，症狀有其程度的改善，但若停止使用藥物，想要完全治療好就非常困難。而且要成為一般社會人士，過著普通人的生活，更是遙遙無期。所以對家庭和雙親而言，是精神上很大的一種壓力。

A小姐本來在普通高中就讀，發病後轉學到夜間部上課。可是還是無法順利通學上課，住院後，於是接受函授學校的教育。由於患有強迫性神經症與潔癖症，而不想和他人接觸。其症狀是，即使早上七點起床，漱洗就要花費二、三小時，到了進餐時就要過午了。可是治療一年之後，恢復開朗又有活力之姿。現在清晨五時起床，做完送報工作後，接著去打工。當然不用再服用任何藥物了。治療後再過一年仍然非常健康，現在為了準備大學聯考，而上補習班衝刺中。

以上所介紹之症例，並非要炫耀我的治療效果。雖然在本書中已經有某程度加以預測，但還未獲得真正的結果，因此，利用這個機會再加以補充記載。同時我想告訴讀者的是，這些效果都是過去從未經驗過的。是依靠新的『氣』所治療的。一提到『氣』治療，可能有人馬上想到氣功療法。但在此所指之『氣』治療，並不需要像氣功師一般具有特殊技術。而是以機械之人體，應用自然之『氣』，所以不需特別技術，因此也更具備科學性。

現在世界上所進行的現代醫療，越來越朝向外科治療，更純粹又強烈的治療藥劑，也以大量生產方向來研究發展。由於如此，治療的範圍也急速的擴大，可是另一方面，許多疑難雜症卻越來越增加。

我研究東洋醫學至今約三十年，尤其透過針灸治療，了解人體所具備之反應，非現代藥理學和生理學所想像，是一種對更微細的刺激有反應之反應系統。我亦了解這個現象就是『氣』的作用。依照此方法，對於許多疑難症，和某種類之精神病，可以有效率又無副作用，真正能在不傷害人體之下來進行治療。

可是遺憾的是，這種治療法和呈現之效果結構，依據現代的科學很難掌握。雖然如此，但希望各位勿因其非科學化而加以否定。期許各位以生命之神秘的觀點來接受就好。如果各位能接受的話，在不久的將來，『氣』治療對於人類之福祉，將有很大的貢獻。因此，一面期待這樣的日子早日到來，一方面也夢想這種用眼睛看不到的，東洋醫學之『氣』（力）能開花結果。

谷　美智士

作者介紹

谷　美智士

一九三七年生。長崎大學醫學部畢業。一九六九年師事間中喜雄博士，同年獲日本第一個以針麻醉進行手術成功。一九七二年獨立經營。一九八五年到一九九一年在東京女子醫科大學，擔任漢方專門外科門診。九一年後從事羅馬尼亞小兒愛滋之義診治療。九五年開設醫療法人社團、長白會、谷診所。實踐東方醫學和西洋醫學之綜合治療。九七年就任財團法人東方醫療振興財團理事長。日本東方醫學會會長、醫療法人社團、長白會理事長。醫學博士。

著書『東洋醫學之治療效果』（每日新聞社）

〔連絡地址〕タニ・クリニック

日本國東京都千代田區有樂町1－9－1

大正生命日比谷ビル3F

・法律專欄連載・電腦編號 58

台大法學院　法律學系／策劃
法律服務社／編著

1. 別讓您的權利睡著了①		200 元
2. 別讓您的權利睡著了②		200 元

・秘傳占卜系列・電腦編號 14

1. 手相術	淺野八郎著	180 元
2. 人相術	淺野八郎著	180 元
3. 西洋占星術	淺野八郎著	180 元
4. 中國神奇占卜	淺野八郎著	150 元
5. 夢判斷	淺野八郎著	150 元
6. 前世、來世占卜	淺野八郎著	150 元
7. 法國式血型學	淺野八郎著	150 元
8. 靈感、符咒學	淺野八郎著	150 元
9. 紙牌占卜學	淺野八郎著	150 元
10. ESP 超能力占卜	淺野八郎著	150 元
11. 猶太數的秘術	淺野八郎著	150 元
12. 新心理測驗	淺野八郎著	160 元
13. 塔羅牌預言秘法	淺野八郎著	200 元

・趣味心理講座・電腦編號 15

1. 性格測驗①　探索男與女	淺野八郎著	140 元
2. 性格測驗②　透視人心奧秘	淺野八郎著	140 元
3. 性格測驗③　發現陌生的自己	淺野八郎著	140 元
4. 性格測驗④　發現你的真面目	淺野八郎著	140 元
5. 性格測驗⑤　讓你們吃驚	淺野八郎著	140 元
6. 性格測驗⑥　洞穿心理盲點	淺野八郎著	140 元
7. 性格測驗⑦　探索對方心理	淺野八郎著	140 元
8. 性格測驗⑧　由吃認識自己	淺野八郎著	160 元
9. 性格測驗⑨　戀愛知多少	淺野八郎著	160 元
10. 性格測驗⑩　由裝扮瞭解人心	淺野八郎著	160 元

11. 性格測驗⑪ 敲開內心玄機	淺野八郎著	140元
12. 性格測驗⑫ 透視你的未來	淺野八郎著	160元
13. 血型與你的一生	淺野八郎著	160元
14. 趣味推理遊戲	淺野八郎著	160元
15. 行為語言解析	淺野八郎著	160元

·婦幼天地· 電腦編號 16

1. 八萬人減肥成果	黃靜香譯	180元
2. 三分鐘減肥體操	楊鴻儒譯	150元
3. 窈窕淑女美髮秘訣	柯素娥譯	130元
4. 使妳更迷人	成 玉譯	130元
5. 女性的更年期	官舒妍編譯	160元
6. 胎內育兒法	李玉瓊編譯	150元
7. 早產兒袋鼠式護理	唐岱蘭譯	200元
8. 初次懷孕與生產	婦幼天地編譯組	180元
9. 初次育兒12個月	婦幼天地編譯組	180元
10. 斷乳食與幼兒食	婦幼天地編譯組	180元
11. 培養幼兒能力與性向	婦幼天地編譯組	180元
12. 培養幼兒創造力的玩具與遊戲	婦幼天地編譯組	180元
13. 幼兒的症狀與疾病	婦幼天地編譯組	180元
14. 腿部苗條健美法	婦幼天地編譯組	180元
15. 女性腰痛別忽視	婦幼天地編譯組	150元
16. 舒展身心體操術	李玉瓊編譯	130元
17. 三分鐘臉部體操	趙薇妮著	160元
18. 生動的笑容表情術	趙薇妮著	160元
19. 心曠神怡減肥法	川津祐介著	130元
20. 內衣使妳更美麗	陳玄茹譯	130元
21. 瑜伽美姿美容	黃靜香編著	180元
22. 高雅女性裝扮學	陳珮玲譯	180元
23. 蠶糞肌膚美顏法	坂梨秀子著	160元
24. 認識妳的身體	李玉瓊譯	160元
25. 產後恢復苗條體態	居理安·芙萊喬著	200元
26. 正確護髮美容法	山崎伊久江著	180元
27. 安琪拉美姿養生學	安琪拉蘭斯博瑞著	180元
28. 女體性醫學剖析	增田豐著	220元
29. 懷孕與生產剖析	岡部綾子著	180元
30. 斷奶後的健康育兒	東城百合子著	220元
31. 引出孩子幹勁的責罵藝術	多湖輝著	170元
32. 培養孩子獨立的藝術	多湖輝著	170元
33. 子宮肌瘤與卵巢囊腫	陳秀琳編著	180元
34. 下半身減肥法	納他夏·史達賓著	180元
35. 女性自然美容法	吳雅菁編著	180元
36. 再也不發胖	池園悅太郎著	170元

37. 生男生女控制術	中垣勝裕著	220 元
38. 使妳的肌膚更亮麗	楊　皓編著	170 元
39. 臉部輪廓變美	芝崎義夫著	180 元
40. 斑點、皺紋自己治療	高須克彌著	180 元
41. 面皰自己治療	伊藤雄康著	180 元
42. 隨心所欲瘦身冥想法	原久子著	180 元
43. 胎兒革命	鈴木丈織著	180 元
44. NS 磁氣平衡法塑造窈窕奇蹟	古屋和江著	180 元
45. 享瘦從腳開始	山田陽子著	180 元
46. 小改變瘦 4 公斤	宮本裕子著	180 元
47. 軟管減肥瘦身	高橋輝男著	180 元
48. 海藻精神秘美容法	劉名揚編著	180 元
49. 肌膚保養與脫毛	鈴木真理著	180 元
50. 10 天減肥 3 公斤	彤雲編輯組	180 元
51. 穿出自己的品味	西村玲子著	280 元

・青春天地・電腦編號 17

1. A 血型與星座	柯素娥編譯	160 元
2. B 血型與星座	柯素娥編譯	160 元
3. O 血型與星座	柯素娥編譯	160 元
4. AB 血型與星座	柯素娥編譯	120 元
5. 青春期性教室	呂貴嵐編譯	130 元
6. 事半功倍讀書法	王毅希編譯	150 元
7. 難解數學破題	宋釗宜編譯	130 元
9. 小論文寫作秘訣	林顯茂編譯	120 元
11. 中學生野外遊戲	熊谷康編著	120 元
12. 恐怖極短篇	柯素娥編譯	130 元
13. 恐怖夜話	小毛驢編譯	130 元
14. 恐怖幽默短篇	小毛驢編譯	120 元
15. 黑色幽默短篇	小毛驢編譯	120 元
16. 靈異怪談	小毛驢編譯	130 元
17. 錯覺遊戲	小毛驢編著	130 元
18. 整人遊戲	小毛驢編著	150 元
19. 有趣的超常識	柯素娥編譯	130 元
20. 哦！原來如此	林慶旺編譯	130 元
21. 趣味競賽 100 種	劉名揚編譯	120 元
22. 數學謎題入門	宋釗宜編譯	150 元
23. 數學謎題解析	宋釗宜編譯	150 元
24. 透視男女心理	林慶旺編譯	120 元
25. 少女情懷的自白	李桂蘭編譯	120 元
26. 由兄弟姊妹看命運	李玉瓊編譯	130 元
27. 趣味的科學魔術	林慶旺編譯	150 元
28. 趣味的心理實驗室	李燕玲編譯	150 元

29. 愛與性心理測驗	小毛驢編譯	130元
30. 刑案推理解謎	小毛驢編譯	180元
31. 偵探常識推理	小毛驢編譯	180元
32. 偵探常識解謎	小毛驢編譯	130元
33. 偵探推理遊戲	小毛驢編譯	130元
34. 趣味的超魔術	廖玉山編著	150元
35. 趣味的珍奇發明	柯素娥編著	150元
36. 登山用具與技巧	陳瑞菊編著	150元
37. 性的漫談	蘇燕謀編著	180元
38. 無的漫談	蘇燕謀編著	180元
39. 黑色漫談	蘇燕謀編著	180元
40. 白色漫談	蘇燕謀編著	180元

・健康天地・ 電腦編號 18

1. 壓力的預防與治療	柯素娥編譯	130元
2. 超科學氣的魔力	柯素娥編譯	130元
3. 尿療法治病的神奇	中尾良一著	130元
4. 鐵證如山的尿療法奇蹟	廖玉山譯	120元
5. 一日斷食健康法	葉慈容編譯	150元
6. 胃部強健法	陳炳崑譯	120元
7. 癌症早期檢查法	廖松濤譯	160元
8. 老人痴呆症防止法	柯素娥編譯	130元
9. 松葉汁健康飲料	陳麗芬編譯	130元
10. 揉肚臍健康法	永井秋夫著	150元
11. 過勞死、猝死的預防	卓秀貞編譯	130元
12. 高血壓治療與飲食	藤山順豐著	150元
13. 老人看護指南	柯素娥編譯	150元
14. 美容外科淺談	楊啟宏著	150元
15. 美容外科新境界	楊啟宏著	150元
16. 鹽是天然的醫生	西英司郎著	140元
17. 年輕十歲不是夢	梁瑞麟譯	200元
18. 茶料理治百病	桑野和民著	180元
19. 綠茶治病寶典	桑野和民著	150元
20. 杜仲茶養顏減肥法	西田博著	150元
21. 蜂膠驚人療效	瀨長良三郎著	180元
22. 蜂膠治百病	瀨長良三郎著	180元
23. 醫藥與生活㈠	鄭炳全著	180元
24. 鈣長生寶典	落合敏著	180元
25. 大蒜長生寶典	木下繁太郎著	160元
26. 居家自我健康檢查	石川恭三著	160元
27. 永恆的健康人生	李秀鈴譯	200元
28. 大豆卵磷脂長生寶典	劉雪卿譯	150元
29. 芳香療法	梁艾琳譯	160元

30. 醋長生寶典	柯素娥譯	180 元
31. 從星座透視健康	席拉・吉蒂斯著	180 元
32. 愉悅自在保健學	野本二士夫著	160 元
33. 裸睡健康法	丸山淳士等著	160 元
34. 糖尿病預防與治療	藤田順豐著	180 元
35. 維他命長生寶典	菅原明子著	180 元
36. 維他命 C 新效果	鐘文訓編	150 元
37. 手、腳病理按摩	堤芳朗著	160 元
38. AIDS 瞭解與預防	彼得塔歇爾著	180 元
39. 甲殼質殼聚糖健康法	沈永嘉譯	160 元
40. 神經痛預防與治療	木下真男著	160 元
41. 室內身體鍛鍊法	陳炳崑編著	160 元
42. 吃出健康藥膳	劉大器編著	180 元
43. 自我指壓術	蘇燕謀編著	160 元
44. 紅蘿蔔汁斷食療法	李玉瓊編著	150 元
45. 洗心術健康秘法	竺翠萍編譯	170 元
46. 枇杷葉健康療法	柯素娥編譯	180 元
47. 抗衰血癒	楊啟宏著	180 元
48. 與癌搏鬥記	逸見政孝著	180 元
49. 冬蟲夏草長生寶典	高橋義博著	170 元
50. 痔瘡・大腸疾病先端療法	宮島伸宜著	180 元
51. 膠布治癒頑固慢性病	加瀨建造著	180 元
52. 芝麻神奇健康法	小林貞作著	170 元
53. 香煙能防止癡呆？	高田明和著	180 元
54. 穀菜食治癌療法	佐藤成志著	180 元
55. 貼藥健康法	松原英多著	180 元
56. 克服癌症調和道呼吸法	帶津良一著	180 元
57. B 型肝炎預防與治療	野村喜重郎著	180 元
58. 青春永駐養生導引術	早島正雄著	180 元
59. 改變呼吸法創造健康	原久子著	180 元
60. 荷爾蒙平衡養生秘訣	出村博著	180 元
61. 水美肌健康法	井戶勝富著	170 元
62. 認識食物掌握健康	廖梅珠編著	170 元
63. 痛風劇痛消除法	鈴木吉彥著	180 元
64. 酸莖菌驚人療效	上田明彥著	180 元
65. 大豆卵磷脂治現代病	神津健一著	200 元
66. 時辰療法—危險時刻凌晨 4 時	呂建強等著	180 元
67. 自然治癒力提升法	帶津良一著	180 元
68. 巧妙的氣保健法	藤平墨子著	180 元
69. 治癒 C 型肝炎	熊田博光著	180 元
70. 肝臟病預防與治療	劉名揚編著	180 元
71. 腰痛平衡療法	荒井政信著	180 元
72. 根治多汗症、狐臭	稻葉益巳著	220 元
73. 40 歲以後的骨質疏鬆症	沈永嘉譯	180 元

74. 認識中藥　松下一成著　180 元
75. 認識氣的科學　佐佐木茂美著　180 元
76. 我戰勝了癌症　安田伸著　180 元
77. 斑點是身心的危險信號　中野進著　180 元
78. 艾波拉病毒大震撼　玉川重德著　180 元
79. 重新還我黑髮　桑名隆一郎著　180 元
80. 身體節律與健康　林博史著　180 元
81. 生薑治萬病　石原結實著　180 元
82. 靈芝治百病　陳瑞東著　180 元
83. 木炭驚人的威力　大槻彰著　200 元
84. 認識活性氧　井土貴司著　180 元
85. 深海鮫治百病　廖玉山編著　180 元
86. 神奇的蜂王乳　井上丹治著　180 元
87. 卡拉 OK 健腦法　東潔著　180 元
88. 卡拉 OK 健康法　福田伴男著　180 元
89. 醫藥與生活㈡　鄭炳全著　200 元
90. 洋蔥治百病　宮尾興平著　180 元
91. 年輕 10 歲快步健康法　石塚忠雄著　180 元
92. 石榴的驚人神效　岡本順子著　180 元
93. 飲料健康法　白鳥早奈英著　180 元
94. 健康棒體操　劉名揚編譯　180 元
95. 催眠健康法　蕭京凌編著　180 元
96. 鬱金（美王）治百病　水野修一著　180 元

・實用女性學講座・電腦編號 19

1. 解讀女性內心世界　島田一男著　150 元
2. 塑造成熟的女性　島田一男著　150 元
3. 女性整體裝扮學　黃靜香編著　180 元
4. 女性應對禮儀　黃靜香編著　180 元
5. 女性婚前必修　小野十傳著　200 元
6. 徹底瞭解女人　田口二州著　180 元
7. 拆穿女性謊言 88 招　島田一男著　200 元
8. 解讀女人心　島田一男著　200 元
9. 俘獲女性絕招　志賀貢著　200 元
10. 愛情的壓力解套　中村理英子著　200 元
11. 妳是人見人愛的女孩　廖松濤編著　200 元

・校園系列・電腦編號 20

1. 讀書集中術　多湖輝著　150 元
2. 應考的訣竅　多湖輝著　150 元
3. 輕鬆讀書贏得聯考　多湖輝著　150 元

4.	讀書記憶秘訣	多湖輝著	150 元
5.	視力恢復！超速讀術	江錦雲譯	180 元
6.	讀書 36 計	黃柏松編著	180 元
7.	驚人的速讀術	鐘文訓編著	170 元
8.	學生課業輔導良方	多湖輝著	180 元
9.	超速讀超記憶法	廖松濤編著	180 元
10.	速算解題技巧	宋釗宜編著	200 元
11.	看圖學英文	陳炳崑編著	200 元
12.	讓孩子最喜歡數學	沈永嘉譯	180 元
13.	催眠記憶術	林碧清譯	180 元
14.	催眠速讀術	林碧清譯	180 元

・實用心理學講座・電腦編號 21

1.	拆穿欺騙伎倆	多湖輝著	140 元
2.	創造好構想	多湖輝著	140 元
3.	面對面心理術	多湖輝著	160 元
4.	偽裝心理術	多湖輝著	140 元
5.	透視人性弱點	多湖輝著	140 元
6.	自我表現術	多湖輝著	180 元
7.	不可思議的人性心理	多湖輝著	180 元
8.	催眠術入門	多湖輝著	150 元
9.	責罵部屬的藝術	多湖輝著	150 元
10.	精神力	多湖輝著	150 元
11.	厚黑說服術	多湖輝著	150 元
12.	集中力	多湖輝著	150 元
13.	構想力	多湖輝著	150 元
14.	深層心理術	多湖輝著	160 元
15.	深層語言術	多湖輝著	160 元
16.	深層說服術	多湖輝著	180 元
17.	掌握潛在心理	多湖輝著	160 元
18.	洞悉心理陷阱	多湖輝著	180 元
19.	解讀金錢心理	多湖輝著	180 元
20.	拆穿語言圈套	多湖輝著	180 元
21.	語言的內心玄機	多湖輝著	180 元
22.	積極力	多湖輝著	180 元

・超現實心理講座・電腦編號 22

1.	超意識覺醒法	詹蔚芬編譯	130 元
2.	護摩秘法與人生	劉名揚編譯	130 元
3.	秘法！超級仙術入門	陸明譯	150 元
4.	給地球人的訊息	柯素娥編著	150 元

5. 密教的神通力　劉名揚編著　130 元
6. 神秘奇妙的世界　平川陽一著　200 元
7. 地球文明的超革命　吳秋嬌譯　200 元
8. 力量石的秘密　吳秋嬌譯　180 元
9. 超能力的靈異世界　馬小莉譯　200 元
10. 逃離地球毀滅的命運　吳秋嬌譯　200 元
11. 宇宙與地球終結之謎　南山宏著　200 元
12. 驚世奇功揭秘　傅起鳳著　200 元
13. 啟發身心潛力心象訓練法　栗田昌裕著　180 元
14. 仙道術遁甲法　高藤聰一郎著　220 元
15. 神通力的秘密　中岡俊哉著　180 元
16. 仙人成仙術　高藤聰一郎著　200 元
17. 仙道符咒氣功法　高藤聰一郎著　220 元
18. 仙道風水術尋龍法　高藤聰一郎著　200 元
19. 仙道奇蹟超幻像　高藤聰一郎著　200 元
20. 仙道鍊金術房中法　高藤聰一郎著　200 元
21. 奇蹟超醫療治癒難病　深野一幸著　220 元
22. 揭開月球的神秘力量　超科學研究會　180 元
23. 西藏密教奧義　高藤聰一郎著　250 元
24. 改變你的夢術入門　高藤聰一郎著　250 元
25. 21 世紀拯救地球超技術　深野一幸著　250 元

・養生保健・電腦編號 23

1. 醫療養生氣功　黃孝寬著　250 元
2. 中國氣功圖譜　余功保著　230 元
3. 少林醫療氣功精粹　井玉蘭著　250 元
4. 龍形實用氣功　吳大才等著　220 元
5. 魚戲增視強身氣功　宮　嬰著　220 元
6. 嚴新氣功　前新培金著　250 元
7. 道家玄牝氣功　張　章著　200 元
8. 仙家秘傳袪病功　李遠國著　160 元
9. 少林十大健身功　秦慶豐著　180 元
10. 中國自控氣功　張明武著　250 元
11. 醫療防癌氣功　黃孝寬著　250 元
12. 醫療強身氣功　黃孝寬著　250 元
13. 醫療點穴氣功　黃孝寬著　250 元
14. 中國八卦如意功　趙維漢著　180 元
15. 正宗馬禮堂養氣功　馬禮堂著　420 元
16. 秘傳道家筋經內丹功　王慶餘著　280 元
17. 三元開慧功　辛桂林著　250 元
18. 防癌治癌新氣功　郭　林著　180 元
19. 禪定與佛家氣功修煉　劉天君著　200 元
20. 顛倒之術　梅自強著　360 元

21.	簡明氣功辭典	吳家駿編	360 元
22.	八卦三合功	張全亮著	230 元
23.	朱砂掌健身養生功	楊永著	250 元
24.	抗老功	陳九鶴著	230 元
25.	意氣按穴排濁自療法	黃啟運編著	250 元
26.	陳式太極拳養生功	陳正雷著	200 元
27.	健身祛病小功法	王培生著	200 元
28.	張式太極混元功	張春銘著	250 元

・社會人智囊・電腦編號 24

1.	糾紛談判術	清水增三著	160 元
2.	創造關鍵術	淺野八郎著	150 元
3.	觀人術	淺野八郎著	180 元
4.	應急詭辯術	廖英迪編著	160 元
5.	天才家學習術	木原武一著	160 元
6.	貓型狗式鑑人術	淺野八郎著	180 元
7.	逆轉運掌握術	淺野八郎著	180 元
8.	人際圓融術	澀谷昌三著	160 元
9.	解讀人心術	淺野八郎著	180 元
10.	與上司水乳交融術	秋元隆司著	180 元
11.	男女心態定律	小田晉著	180 元
12.	幽默說話術	林振輝編著	200 元
13.	人能信賴幾分	淺野八郎著	180 元
14.	我一定能成功	李玉瓊譯	180 元
15.	獻給青年的嘉言	陳蒼杰譯	180 元
16.	知人、知面、知其心	林振輝編著	180 元
17.	塑造堅強的個性	坂上肇著	180 元
18.	為自己而活	佐藤綾子著	180 元
19.	未來十年與愉快生活有約	船井幸雄著	180 元
20.	超級銷售話術	杜秀卿譯	180 元
21.	感性培育術	黃靜香編著	180 元
22.	公司新鮮人的禮儀規範	蔡媛惠譯	180 元
23.	傑出職員鍛鍊術	佐佐木正著	180 元
24.	面談獲勝戰略	李芳黛譯	180 元
25.	金玉良言撼人心	森純大著	180 元
26.	男女幽默趣典	劉華亭編著	180 元
27.	機智說話術	劉華亭編著	180 元
28.	心理諮商室	柯素娥譯	180 元
29.	如何在公司崢嶸頭角	佐佐木正著	180 元
30.	機智應對術	李玉瓊編著	200 元
31.	克服低潮良方	坂野雄二著	180 元
32.	智慧型說話技巧	沈永嘉編著	180 元
33.	記憶力、集中力增進術	廖松濤編著	180 元

34. 女職員培育術　林慶旺編著　180 元
35. 自我介紹與社交禮儀　柯素娥編著　180 元
36. 積極生活創幸福　田中真澄著　180 元
37. 妙點子超構想　多湖輝著　180 元
38. 說 NO 的技巧　廖玉山編著　180 元
39. 一流說服力　李玉瓊編著　180 元
40. 般若心經成功哲學　陳鴻蘭編著　180 元
41. 訪問推銷術　黃靜香編著　180 元
42. 男性成功秘訣　陳蒼杰編著　180 元
43. 笑容、人際智商　宮川澄子著　180 元
44. 多湖輝的構想工作室　多湖輝著　200 元
45. 名人名語啟示錄　喬家楓著　180 元
46. 口才必勝術　黃柏松編著　220 元
47. 能言善道的說話術　章智冠編著　180 元

・精選系列・電腦編號 25

1. 毛澤東與鄧小平　渡邊利夫等著　280 元
2. 中國大崩裂　江戶介雄著　180 元
3. 台灣・亞洲奇蹟　上村幸治著　220 元
4. 7-ELEVEN 高盈收策略　國友隆一著　180 元
5. 台灣獨立（新・中國日本戰爭一）　森詠著　200 元
6. 迷失中國的末路　江戶雄介著　220 元
7. 2000 年 5 月全世界毀滅　紫藤甲子男著　180 元
8. 失去鄧小平的中國　小島朋之著　220 元
9. 世界史爭議性異人傳　桐生操著　200 元
10. 淨化心靈享人生　松濤弘道著　220 元
11. 人生心情診斷　賴藤和寬著　220 元
12. 中美大決戰　檜山良昭著　220 元
13. 黃昏帝國美國　莊雯琳譯　220 元
14. 兩岸衝突（新・中國日本戰爭二）　森詠著　220 元
15. 封鎖台灣（新・中國日本戰爭三）　森詠著　220 元
16. 中國分裂（新・中國日本戰爭四）　森詠著　220 元
17. 由女變男的我　虎井正衛著　200 元
18. 佛學的安心立命　松濤弘道著　220 元
19. 世界喪禮大觀　松濤弘道著　280 元

・運動遊戲・電腦編號 26

1. 雙人運動　李玉瓊譯　160 元
2. 愉快的跳繩運動　廖玉山譯　180 元
3. 運動會項目精選　王佑京譯　150 元
4. 肋木運動　廖玉山譯　150 元

5. 測力運動	王佑宗譯	150 元
6. 游泳入門	唐桂萍編著	200 元

・休閒娛樂・電腦編號 27

1. 海水魚飼養法	田中智浩著	300 元
2. 金魚飼養法	曾雪玫譯	250 元
3. 熱門海水魚	毛利匡明著	480 元
4. 愛犬的教養與訓練	池田好雄著	250 元
5. 狗教養與疾病	杉浦哲著	220 元
6. 小動物養育技巧	三上昇著	300 元
7. 水草選擇、培育、消遣	安齊裕司著	300 元
20. 園藝植物管理	船越亮二著	220 元
40. 撲克牌遊戲與贏牌秘訣	林振輝編著	180 元
41. 撲克牌魔術、算命、遊戲	林振輝編著	180 元
42. 撲克占卜入門	王家成編著	180 元
50. 兩性幽默	幽默選集編輯組	180 元
51. 異色幽默	幽默選集編輯組	180 元

・銀髮族智慧學・電腦編號 28

1. 銀髮六十樂逍遙	多湖輝著	170 元
2. 人生六十反年輕	多湖輝著	170 元
3. 六十歲的決斷	多湖輝著	170 元
4. 銀髮族健身指南	孫瑞台編著	250 元
5. 退休後的夫妻健康生活	施聖茹譯	200 元

・飲食保健・電腦編號 29

1. 自己製作健康茶	大海淳著	220 元
2. 好吃、具藥效茶料理	德永睦子著	220 元
3. 改善慢性病健康藥草茶	吳秋嬌譯	200 元
4. 藥酒與健康果菜汁	成玉編著	250 元
5. 家庭保健養生湯	馬汴梁編著	220 元
6. 降低膽固醇的飲食	早川和志著	200 元
7. 女性癌症的飲食	女子營養大學	280 元
8. 痛風者的飲食	女子營養大學	280 元
9. 貧血者的飲食	女子營養大學	280 元
10. 高脂血症者的飲食	女子營養大學	280 元
11. 男性癌症的飲食	女子營養大學	280 元
12. 過敏者的飲食	女子營養大學	280 元
13. 心臟病的飲食	女子營養大學	280 元
14. 滋陰壯陽的飲食	王增著	220 元

15. 胃、十二指腸潰瘍的飲食　勝健一等著　280 元
16. 肥胖者的飲食　雨宮禎了等著　280 元

・家庭醫學保健・電腦編號 30

1. 女性醫學大全　雨森良彥著　380 元
2. 初為人父育兒寶典　小瀧周曹著　220 元
3. 性活力強健法　相建華著　220 元
4. 30 歲以上的懷孕與生產　李芳黛編著　220 元
5. 舒適的女性更年期　野末悅子著　200 元
6. 夫妻前戲的技巧　笠井寬司著　200 元
7. 病理足穴按摩　金慧明著　220 元
8. 爸爸的更年期　河野孝旺著　200 元
9. 橡皮帶健康法　山田晶著　180 元
10. 三十三天健美減肥　相建華等著　180 元
11. 男性健美入門　孫玉祿編著　180 元
12. 強化肝臟秘訣　主婦の友社編　200 元
13. 了解藥物副作用　張果馨譯　200 元
14. 女性醫學小百科　松山榮吉著　200 元
15. 左轉健康法　龜田修等著　200 元
16. 實用天然藥物　鄭炳全編著　260 元
17. 神秘無痛平衡療法　林宗駛著　180 元
18. 膝蓋健康法　張果馨譯　180 元
19. 針灸治百病　葛書翰著　250 元
20. 異位性皮膚炎治癒法　吳秋嬌譯　220 元
21. 禿髮白髮預防與治療　陳炳崑編著　180 元
22. 埃及皇宮菜健康法　飯森薰著　200 元
23. 肝臟病安心治療　上野幸久著　220 元
24. 耳穴治百病　陳抗美等著　250 元
25. 高效果指壓法　五十嵐康彥著　200 元
26. 瘦水、胖水　鈴木園子著　200 元
27. 手針新療法　朱振華著　200 元
28. 香港腳預防與治療　劉小惠譯　250 元
29. 智慧飲食吃出健康　柯富陽編著　200 元
30. 牙齒保健法　廖玉山編著　200 元
31. 恢復元氣養生食　張果馨譯　200 元
32. 特效推拿按摩術　李玉田著　200 元
33. 一週一次健康法　若狹真著　200 元
34. 家常科學膳食　大塚滋著　220 元
35. 夫妻們關心的男性不孕　原利夫著　220 元
36. 自我瘦身美容　馬野詠子著　200 元
37. 魔法姿勢益健康　五十嵐康彥著　200 元
38. 眼病錘療法　馬栩周著　200 元
39. 預防骨質疏鬆症　藤田拓男著　200 元

40. 骨質增生效驗方	李吉茂編著	250 元
41. 蕺菜健康法	小林止夫著	200 元
42. 赧於啟齒的男性煩惱	增田豐著	220 元
43. 簡易自我健康檢查	稻葉允著	250 元
44. 實用花草健康法	友田純子著	200 元
45. 神奇的手掌療法	日比野喬著	230 元
46. 家庭式三大穴道療法	刑部忠和著	200 元
47. 子宮癌、卵巢癌	岡島弘幸著	220 元
48. 糖尿病機能性食品	劉雪卿編著	220 元
49. 奇蹟活現經脈美容法	林振輝編譯	200 元
50. Super SEX	秋好憲一著	220 元
51. 了解避孕丸	林玉佩譯	200 元
52. 有趣的遺傳學	蕭京凌編著	200 元
53. 強身健腦手指運動	羅群等著	250 元

・超經營新智慧・電腦編號 31

1. 躍動的國家越南	林雅倩譯	250 元
2. 甦醒的小龍菲律賓	林雅倩譯	220 元
3. 中國的危機與商機	中江要介著	250 元
4. 在印度的成功智慧	山內利男著	220 元
5. 7-ELEVEN 大革命	村上豐道著	200 元
6. 業務員成功秘方	呂育清編著	200 元
7. 在亞洲成功的智慧	鈴木讓二著	220 元

・親子系列・電腦編號 32

1. 如何使孩子出人頭地	多湖輝著	200 元
2. 心靈啟蒙教育	多湖輝著	280 元

・雅致系列・電腦編號 33

1. 健康食譜春冬篇	丸元淑生著	200 元
2. 健康食譜夏秋篇	丸元淑生著	200 元
3. 純正家庭料理	陳建民等著	200 元
4. 家庭四川菜	陳建民著	200 元
5. 醫食同源健康美食	郭長聚著	200 元
6. 家族健康食譜	東畑朝子著	200 元

・美術系列・電腦編號 34

1. 可愛插畫集	鉛筆等著	220 元
2. 人物插畫集	鉛筆等著	元

·心靈雅集· 電腦編號 00

1. 禪言佛語看人生	松濤弘道著	180 元
2. 禪密教的奧秘	葉逯謙譯	120 元
3. 觀音大法力	田口日勝著	120 元
4. 觀音法力的大功德	田口日勝著	120 元
5. 達摩禪 106 智慧	劉華亭編譯	220 元
6. 有趣的佛教研究	葉逯謙編譯	170 元
7. 夢的開運法	蕭京凌譯	130 元
8. 禪學智慧	柯素娥編譯	130 元
9. 女性佛教入門	許俐萍譯	110 元
10. 佛像小百科	心靈雅集編譯組	130 元
11. 佛教小百科趣談	心靈雅集編譯組	120 元
12. 佛教小百科漫談	心靈雅集編譯組	150 元
13. 佛教知識小百科	心靈雅集編譯組	150 元
14. 佛學名言智慧	松濤弘道著	220 元
15. 釋迦名言智慧	松濤弘道著	220 元
16. 活人禪	平田精耕著	120 元
17. 坐禪入門	柯素娥編譯	150 元
18. 現代禪悟	柯素娥編譯	130 元
19. 道元禪師語錄	心靈雅集編譯組	130 元
20. 佛學經典指南	心靈雅集編譯組	130 元
21. 何謂「生」阿含經	心靈雅集編譯組	150 元
22. 一切皆空　般若心經	心靈雅集編譯組	180 元
23. 超越迷惘　法句經	心靈雅集編譯組	130 元
24. 開拓宇宙觀　華嚴經	心靈雅集編譯組	180 元
25. 真實之道　法華經	心靈雅集編譯組	130 元
26. 自由自在　涅槃經	心靈雅集編譯組	130 元
27. 沈默的教示　維摩經	心靈雅集編譯組	150 元
28. 開通心眼　佛語佛戒	心靈雅集編譯組	130 元
29. 揭秘寶庫　密教經典	心靈雅集編譯組	180 元
30. 坐禪與養生	廖松濤譯	110 元
31. 釋尊十戒	柯素娥編譯	120 元
32. 佛法與神通	劉欣如編著	120 元
33. 悟（正法眼藏的世界）	柯素娥編譯	120 元
34. 只管打坐	劉欣如編著	120 元
35. 喬答摩・佛陀傳	劉欣如編著	120 元
36. 唐玄奘留學記	劉欣如編著	120 元
37. 佛教的人生觀	劉欣如編譯	110 元
38. 無門關(上卷)	心靈雅集編譯組	150 元
39. 無門關(下卷)	心靈雅集編譯組	150 元
40. 業的思想	劉欣如編著	130 元
41. 佛法難學嗎	劉欣如著	140 元

42. 佛法實用嗎	劉欣如著	140 元
43. 佛法殊勝嗎	劉欣如著	140 元
44. 因果報應法則	李常傳編	180 元
45. 佛教醫學的奧秘	劉欣如編著	150 元
46. 紅塵絕唱	海　若著	130 元
47. 佛教生活風情	洪丕謨、姜玉珍著	220 元
48. 行住坐臥有佛法	劉欣如著	160 元
49. 起心動念是佛法	劉欣如著	160 元
50. 四字禪語	曹洞宗青年會	200 元
51. 妙法蓮華經	劉欣如編著	160 元
52. 根本佛教與大乘佛教	葉作森編	180 元
53. 大乘佛經	定方晟著	180 元
54. 須彌山與極樂世界	定方晟著	180 元
55. 阿闍世的悟道	定方晟著	180 元
56. 金剛經的生活智慧	劉欣如著	180 元
57. 佛教與儒教	劉欣如編譯	180 元
58. 佛教史入門	劉欣如編譯	180 元
59. 印度佛教思想史	劉欣如編譯	200 元
60. 佛教與女姓	劉欣如編譯	180 元
61. 禪與人生	洪丕謨主編	260 元

・經 營 管 理・電腦編號 01

◎ 創新經營管理六十六大計(精)	蔡弘文編	780 元
1. 如何獲取生意情報	蘇燕謀譯	110 元
2. 經濟常識問答	蘇燕謀譯	130 元
4. 台灣商戰風雲錄	陳中雄著	120 元
5. 推銷大王秘錄	原一平著	180 元
6. 新創意・賺大錢	王家成譯	90 元
7. 工廠管理新手法	琪　輝著	120 元
10. 美國實業 24 小時	柯順隆譯	80 元
11. 撼動人心的推銷法	原一平著	150 元
12. 高竿經營法	蔡弘文編	120 元
13. 如何掌握顧客	柯順隆譯	150 元
17. 一流的管理	蔡弘文編	150 元
18. 外國人看中韓經濟	劉華亭譯	150 元
20. 突破商場人際學	林振輝編著	90 元
22. 如何使女人打開錢包	林振輝編著	100 元
24. 小公司經營策略	王嘉誠著	160 元
25. 成功的會議技巧	鐘文訓編譯	100 元
26. 新時代老闆學	黃柏松編著	100 元
27. 如何創造商場智囊團	林振輝編譯	150 元
28. 十分鐘推銷術	林振輝編譯	180 元
29. 五分鐘育才	黃柏松編譯	100 元

33. 自我經濟學	廖松濤編譯	100元
34. 一流的經營	陶田生編著	120元
35. 女性職員管理術	王昭國編譯	120元
36. ＩＢＭ的人事管理	鐘文訓編譯	150元
37. 現代電腦常識	王昭國編譯	150元
38. 電腦管理的危機	鐘文訓編譯	120元
39. 如何發揮廣告效果	王昭國編譯	150元
40. 最新管理技巧	王昭國編譯	150元
41. 一流推銷術	廖松濤編譯	150元
42. 包裝與促銷技巧	王昭國編譯	130元
43. 企業王國指揮塔	松下幸之助著	120元
44. 企業精銳兵團	松下幸之助著	120元
45. 企業人事管理	松下幸之助著	100元
46. 華僑經商致富術	廖松濤編譯	130元
47. 豐田式銷售技巧	廖松濤編譯	180元
48. 如何掌握銷售技巧	王昭國編著	130元
50. 洞燭機先的經營	鐘文訓編譯	150元
52. 新世紀的服務業	鐘文訓編譯	100元
53. 成功的領導者	廖松濤編譯	120元
54. 女推銷員成功術	李玉瓊編譯	130元
55. ＩＢＭ人才培育術	鐘文訓編譯	100元
56. 企業人自我突破法	黃琪輝編著	150元
58. 財富開發術	蔡弘文編著	130元
59. 成功的店舖設計	鐘文訓編著	150元
61. 企管回春法	蔡弘文編著	130元
62. 小企業經營指南	鐘文訓編譯	100元
63. 商場致勝名言	鐘文訓編譯	150元
64. 迎接商業新時代	廖松濤編譯	100元
66. 新手股票投資入門	何朝乾編著	200元
67. 上揚股與下跌股	何朝乾編譯	180元
68. 股票速成學	何朝乾編譯	200元
69. 理財與股票投資策略	黃俊豪編著	180元
70. 黃金投資策略	黃俊豪編著	180元
71. 厚黑管理學	廖松濤編譯	180元
72. 股市致勝格言	呂梅莎編譯	180元
73. 透視西武集團	林谷燁編譯	150元
76. 巡迴行銷術	陳蒼杰譯	150元
77. 推銷的魔術	王嘉誠譯	120元
78. 60 秒指導部屬	周蓮芬編譯	150元
79. 精銳女推銷員特訓	李玉瓊編譯	130元
80. 企劃、提案、報告圖表的技巧	鄭汶譯	180元
81. 海外不動產投資	許達守編譯	150元
82. 八百伴的世界策略	李玉瓊譯	150元
83. 服務業品質管理	吳宜芬譯	180元

84. 零庫存銷售	黃東謙編譯	150 元
85. 三分鐘推銷管理	劉名揚編譯	150 元
86. 推銷大王奮鬥史	原一平著	150 元
87. 豐田汽車的生產管理	林谷燁編譯	150 元

・成 功 寶 庫・電腦編號 02

1. 上班族交際術	江森滋著	100 元
2. 拍馬屁訣竅	廖玉山編譯	110 元
4. 聽話的藝術	歐陽輝編譯	110 元
9. 求職轉業成功術	陳義編著	110 元
10. 上班族禮儀	廖玉山編著	120 元
11. 接近心理學	李玉瓊編著	100 元
12. 創造自信的新人生	廖松濤編著	120 元
15. 神奇瞬間瞑想法	廖松濤編譯	100 元
16. 人生成功之鑰	楊意苓編著	150 元
19. 給企業人的諍言	鐘文訓編著	120 元
20. 企業家自律訓練法	陳義編譯	100 元
21. 上班族妖怪學	廖松濤編著	100 元
22. 猶太人縱橫世界的奇蹟	孟佑政編著	110 元
25. 你是上班族中強者	嚴思圖編著	100 元
30. 成功頓悟 100 則	蕭京凌編譯	130 元
32. 知性幽默	李玉瓊編譯	130 元
33. 熟記對方絕招	黃靜香編譯	100 元
37. 察言觀色的技巧	劉華亭編著	180 元
38. 一流領導力	施義彥編譯	120 元
40. 30 秒鐘推銷術	廖松濤編譯	150 元
42. 尖端時代行銷策略	陳蒼杰編著	100 元
43. 顧客管理學	廖松濤編著	100 元
44. 如何使對方說 Yes	程羲編著	150 元
47. 上班族口才學	楊鴻儒譯	120 元
48. 上班族新鮮人須知	程羲編著	120 元
49. 如何左右逢源	程羲編著	130 元
50. 語言的心理戰	多湖輝著	130 元
55. 性惡企業管理學	陳蒼杰譯	130 元
56. 自我啟發 200 招	楊鴻儒編著	150 元
57. 做個傑出女職員	劉名揚編著	130 元
58. 靈活的集團營運術	楊鴻儒編著	120 元
60. 個案研究活用法	楊鴻儒編著	130 元
61. 企業教育訓練遊戲	楊鴻儒編著	120 元
62. 管理者的智慧	程義編譯	130 元
63. 做個佼佼管理者	馬筱莉編譯	130 元
67. 活用禪學於企業	柯素娥編譯	130 元
69. 幽默詭辯術	廖玉山編譯	150 元

70. 拿破崙智慧箴言	柯素娥編譯	130元
71. 自我培育・超越	蕭京凌編譯	150元
74. 時間即一切	沈永嘉編譯	130元
75. 自我脫胎換骨	柯素娥譯	150元
76. 贏在起跑點 人才培育鐵則	楊鴻儒編譯	150元
77. 做一枚活棋	李玉瓊編譯	130元
78. 面試成功戰略	柯素娥編譯	130元
81. 瞬間攻破心防法	廖玉山編譯	120元
82. 改變一生的名言	李玉瓊編譯	130元
83. 性格性向創前程	楊鴻儒編譯	130元
84. 訪問行銷新竅門	廖玉山編譯	150元
85. 無所不達的推銷話術	李玉瓊編譯	150元

・處　世　智　慧・電腦編號 03

1. 如何改變你自己	陸明編譯	120元
6. 靈感成功術	譚繼山編譯	80元
8. 扭轉一生的五分鐘	黃柏松編譯	100元
10. 現代人的詭計	林振輝譯	100元
14. 女性的智慧	譚繼山編譯	90元
16. 人生的體驗	陸明編譯	80元
18. 幽默吹牛術	金子登著	90元
24. 慧心良言	亦奇著	80元
25. 名家慧語	蔡逸鴻主編	90元
28. 如何發揮你的潛能	陸明編譯	90元
29. 女人身態語言學	李常傳譯	130元
30. 摸透女人心	張文志譯	90元
32. 給女人的悄悄話	妮倩編譯	90元
36. 成功的捷徑	鐘文訓譯	70元
37. 幽默逗笑術	林振輝著	120元
38. 活用血型讀書法	陳炳崑譯	80元
39. 心　燈	葉于模著	100元
41. 心・體・命運	蘇燕謀譯	70元
43. 宮本武藏五輪書金言錄	宮本武藏著	100元
47. 成熟的愛	林振輝譯	120元
48. 現代女性駕馭術	蔡德華著	90元
49. 禁忌遊戲	酒井潔著	90元
53. 如何達成願望	謝世輝著	90元
54. 創造奇蹟的「想念法」	謝世輝著	90元
55. 創造成功奇蹟	謝世輝著	90元
57. 幻想與成功	廖松濤譯	80元
58. 反派角色的啟示	廖松濤編譯	70元
59. 現代女性須知	劉華亭編著	75元
62. 如何突破內向	姜倩怡編譯	110元

國家圖書館出版品預行編目資料

中西醫結合醫療/谷　美智士著；陳蒼杰譯
——初版，——臺北市，大展，［1999］民88
205面；21公分，——（家庭醫學保健；55）
譯自：東洋醫學と西洋醫學
ISBN 957-557-938-0（平裝）
1.中國醫藥　　2.中西醫結合治療
413　　88008997

中西醫結合醫療

ISBN 957-557-938-0

原 著 者/ 谷　美智士
編 譯 者/ 陳　蒼　杰
發 行 人/ 蔡　森　明
出 版 者/ 大展出版社有限公司
社　　址/ 台北市北投區（石牌）致遠一路2段12巷1號
電　　話/（02）28236031・28236033
傳　　真/（02）28272069
郵政劃撥/ 01669551
登 記 證/ 局版臺業字第2171號
承 印 者/ 高星企業有限公司
裝　　訂/ 日新裝訂所
排 版 者/ 弘益電腦排版有限公司
電　　話/（02）27112792
初版1刷/ 1999年（民88年） 9月

定　價/ 200元

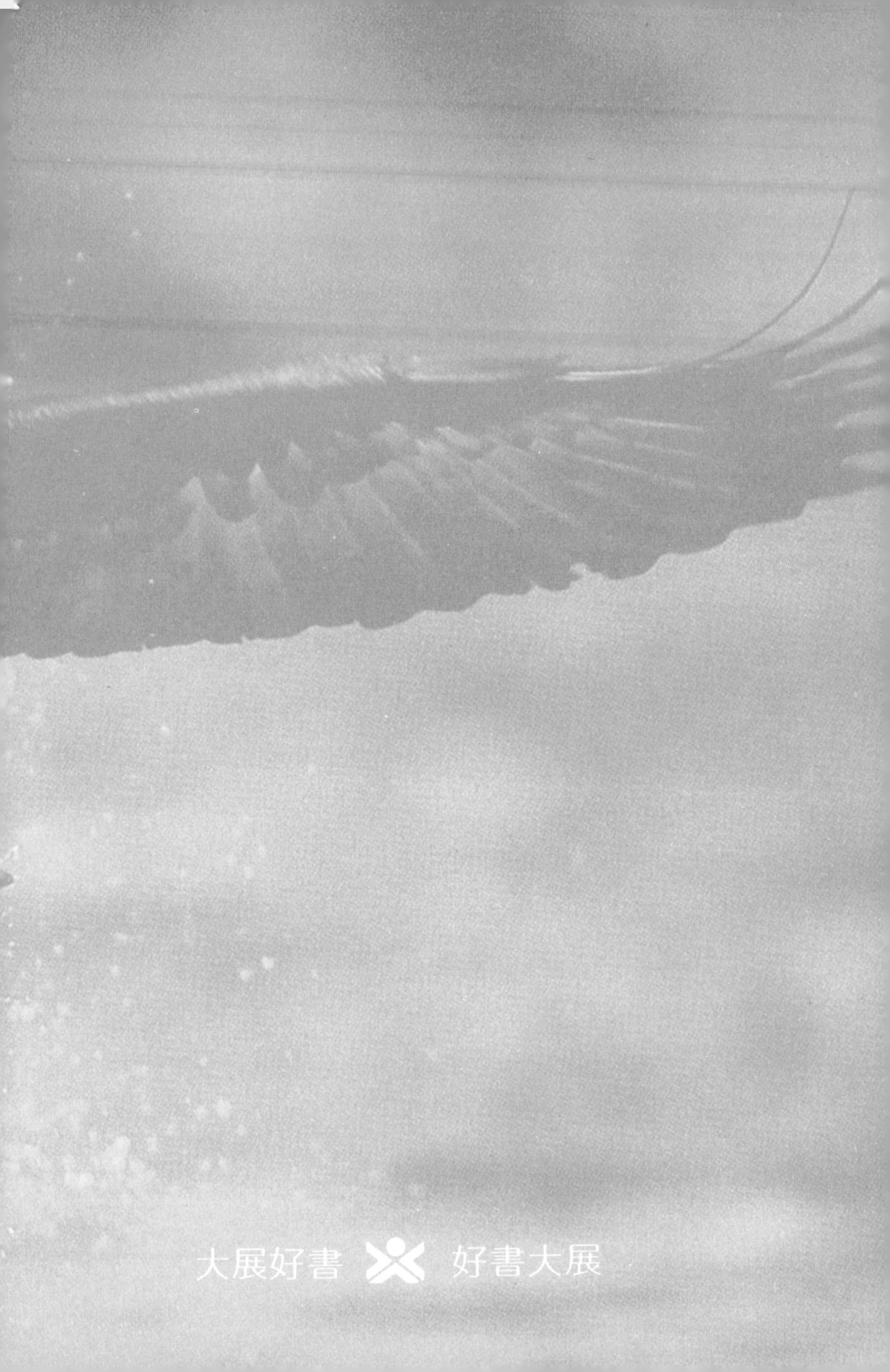
大展好書 好書大展

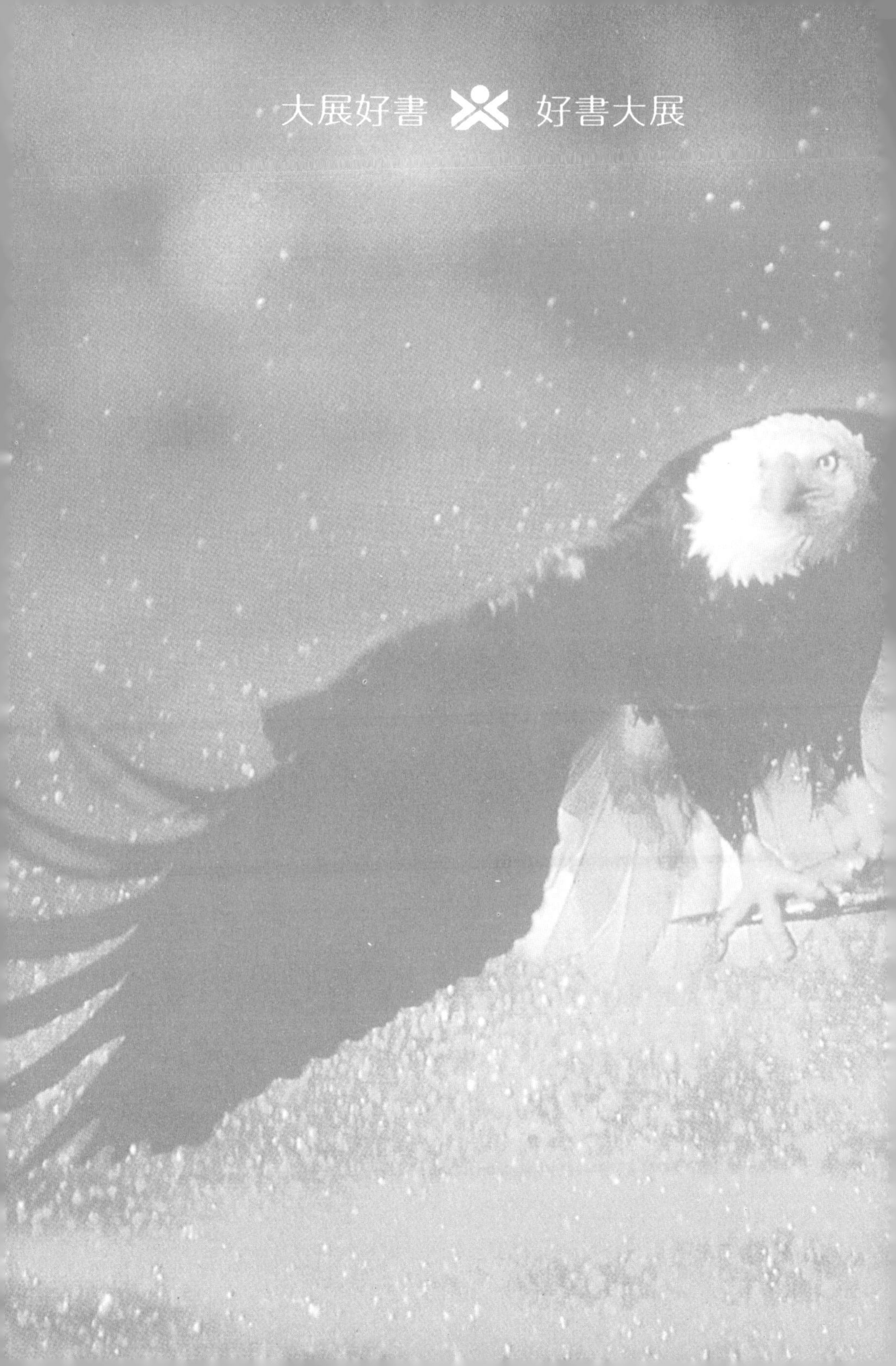
大展好書 好書大展